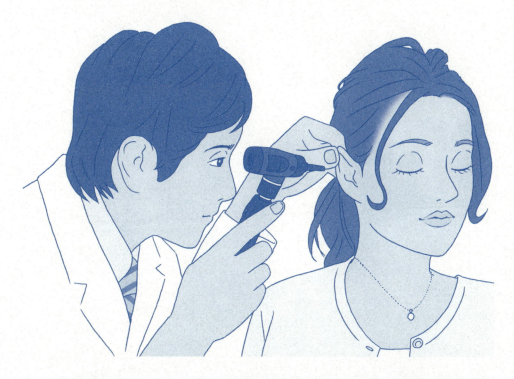

プライマリケアで一生使える

耳鼻咽喉科診療

高橋優二 社会医療法人春回会 井上病院・総合内科部長
梅木 寛 国立病院機構 嬉野医療センター・耳鼻咽喉科医長
宮﨑浩充 仙塩利府病院・耳鼻咽喉科部長
宗 謙次 北九州総合病院・耳鼻咽喉科副部長
桂 資泰 国立病院機構 嬉野医療センター・耳鼻咽喉科医長

日本医事新報社

推薦の言葉

　私共の門下生となり、耳鼻咽喉科専門医から「耳鼻咽喉科に強い総合医」に進化した高橋優二先生が、彼の仲間と共に「非耳鼻咽喉科医のための耳鼻咽喉科診療」をまとめて出版しました。

　内容は浅からず、深からず、量も多すぎず、少なすぎず、ちょうど良い加減です。非耳鼻咽喉科医の立場ではどこまで必要なのか、緊急性の判断をどうするのか、どの時点で耳鼻咽喉科医に紹介するべきなのか、転送までに何をするべきか、紹介できない時にはどんな対応が可能なのか…等々、アカデミックかつプラクティカルです。

　カラー画像やイラストをふんだんに駆使して、読む医師の立場になって分かり易くまとめられています。耳鼻咽喉科医がプライマリケア医からよく訊かれる質問をQ&Aとして記載してあるのも、心憎い工夫です。

　家庭医、総合医、ER型救急医など、今後の日本にとって重要な横断的診療をされる先生方にとって必携の一冊となるでしょう。また、医学生にどの深さまで講義をしたらいいか悩んでおられる耳鼻咽喉科の教員の先生方にとっても、良い指針となる書です。

　皆、自分の領域の専門医を目指す専攻医や研修医の教育には熱心です。しかし、他科の医師や他科を目指す研修医に上手く教えることはできないのです。言い方を変えると、自分の専門領域を他科の医師達に教えても意味がないと勘違いしているのです。僕は、他科の医師達への教育を熱心にやると、結果的に自分達がより専門医らしく働けるようになるばかりか、自分の専門を目指す仲間も増えると確信しています。

　自分の専門領域を他科の医師達に教える時に最も重要な点は、その深さの調節です。専門医はどうしても自分の領域を他科の医師達にも深く教えようとして、彼等の学ぶ意欲をそいでしまうのです。この点に関して適切に書ける医師はまだまだ少ないのが現状です。この書の若い著者達はそれを見事に成し遂げています。まさに快挙です！

福井大学医学部地域医療推進講座 教授　寺澤秀一

はじめに

　私たち執筆者5人は、耳鼻咽喉科に同時に入局した同期です。1年目は大学病院で一緒に研修を受け、2年目からはそれぞれ違う病院で研修を受けました。

　その頃、私は、福井大学病院救急部の寺澤秀一先生や林寛之先生が執筆された『研修医当直御法度』に出会い、感銘を受けました。その後、福井大学病院で研修させて頂く機会を得て、総合医を目指して様々な施設で研修を行い、今に至ります。

　そのような中で、2012年の第3回日本プライマリ・ケア連合学会で「プライマリ・ケアで一生使える耳鼻咽喉科診療」という教育講演を担当させて頂きました。その時のhandoutがたまたま編集部の目に止まり、この本を執筆することになったのです。

　この本は、一般医（非耳鼻咽喉科医）の先生方が日常診療で遭遇する耳鼻咽喉科疾患について理解を深め、耳鼻咽喉科医に適切なタイミングで適切な紹介ができるようになることを目標に執筆しました。日常診療で出会う頻度が高い疾患や、緊急性が高い疾患を取り上げ、耳鼻咽喉科医から見て一般医が意外に知らない事柄について解説しています。

　またQ&A編では、第一線で働いている救急医・総合内科医・家庭医の先生方に日々の診療で疑問に思っていること、知りたいことを教えて頂き、耳鼻咽喉科医の立場から回答しました。まだまだ不十分な点があるかと思いますが、どうぞ忌憚ない御意見を頂けましたら幸いです。

　個人的には、私の医師人生に大きな転機を与えてくださったメンターの寺澤先生にお言葉を頂くという夢が叶い、この上ない喜びを感じています。そして、無理なお願いにもかかわらず協力してくれた友人（執筆者）たち、日々支えてくれている家族に感謝します。

著者を代表して　高橋優二

目 次

疾患編

序章 ● 症状からの鑑別フローチャート　高橋優二

耳が痛い ……………………………… 2	のどが痛い …………………………… 5
耳が聞こえない ……………………… 2	あご、耳下部が腫れた ……………… 5
鼻水が出る …………………………… 3	首が腫れた …………………………… 6
顔が痛い ……………………………… 3	めまいがする ………………………… 6
においがしない ……………………… 4	顔が動かない ………………………… 7
味がわからない ……………………… 4	

第1章 ● プライマリケアでよく出会う耳疾患　梅木 寛・宮﨑浩充

耳鏡の持ち方・使い方 ……………… 10	外耳道異物 …………………………… 35
鼓膜所見の見方・書き方 …………… 13	耳介血腫 ……………………………… 37
急性中耳炎 …………………………… 15	難聴の種類、検査法 ………………… 39
滲出性中耳炎 ………………………… 22	加齢性難聴 …………………………… 41
慢性中耳炎 …………………………… 25	補聴器 ………………………………… 43
真珠腫性中耳炎 ……………………… 28	突発性難聴 …………………………… 46
耳垢 …………………………………… 31	外リンパ瘻 …………………………… 48
耳かき外傷 …………………………… 33	騒音性難聴 …………………………… 50

第2章 ● プライマリケアでよく出会う鼻疾患　梅木 寛・高橋優二

鼻鏡の持ち方・使い方 ……………… 54	術後性副鼻腔囊胞 …………………… 72
鼻内所見の見方・書き方 …………… 56	鼻腔異物 ……………………………… 74
アレルギー性鼻炎 …………………… 58	嗅覚障害 ……………………………… 76
鼻出血 ………………………………… 62	味覚障害 ……………………………… 79
急性鼻副鼻腔炎 ……………………… 66	
慢性副鼻腔炎 ………………………… 69	

第3章 ● プライマリケアでよく出会う咽喉頭疾患　宗 謙次・桂 資泰

扁桃炎	82	中咽頭異物	98
急性喉頭蓋炎	85	下咽頭異物	100
扁桃周囲膿瘍	88	咽喉頭腫瘍	102
咽後膿瘍	91	ムンプス（流行性耳下腺炎）	105
口腔粘膜病変（舌炎、口内炎）	94	唾液腺腫瘍	107
口腔異物（外傷含む）	96		

第4章 ● プライマリケアでよく出会うめまい　宮﨑浩充

めまいの問診	110	メニエール病	119
眼振の見方、所見の書き方	113	前庭神経炎	121
良性発作性頭位めまい症（BPPV）	116	末梢性と中枢性めまいの鑑別	123

第5章 ● プライマリケアでよく出会う顔面神経麻痺　高橋優二

顔面神経麻痺（総論）	126	Hunt 症候群	131
Bell 麻痺	129		

第6章 ● プライマリケアでよく出会う嚥下障害　梅木 寛

嚥下障害のスクリーニング法	134	嚥下障害の外科的治療	137

Q&A

プライマリケア医から耳鼻咽喉科医への質問

- 高齢者の慢性滲出性中耳炎で、抗菌薬の点耳で一時的には良くなるものの再発する患者さんをどうするべきか？ ... 140
- 耳垢は掃除しない方が良いといわれるけど、なぜ？ ... 141
- 原疾患がない耳鳴にはどんな治療がお勧めですか？ ... 142

- 加齢性難聴に、補聴器はどのタイミングで勧めるべきか? ……………………………… 144
- 耳鼻科医がいない状況での補聴器の調整はどうすればよいか? 処方箋の書き方、診療報酬は? ……………………………… 145
- 補聴器のよくあるトラブルと対応 ……………………………… 146
- アレルギー性鼻炎と上気道炎(ウイルス性)の見分け方 ……………………………… 147
- 第二世代抗ヒスタミン薬の効果が低い場合の対策。皮膚科では蕁麻疹に対して倍量投与や H_2 ブロッカーを併用するみたいですが、花粉症で効果がありますか? ……… 148
- 頻繁に後鼻漏を訴える子供の対応に困っています。副鼻腔炎はなさそうなのですが… …… 150
- 鼻茸(鼻ポリープ)はスクリーニングすべきでしょうか? また、鼻茸の術後はフォローすべき? ……………………………… 151
- 鼻腔異物を取るコツは? ……………………………… 153
- 咽頭痛に効果がある薬剤は? トランサミンは高用量だと効果があるというのは本当? …… 154
- 扁桃周囲膿瘍に対する緊急手術の適応は? ……………………………… 155
- 溶連菌性扁桃炎に1年に何回もかかる人って、なんでかかるの? 治りきっていないの? ……………………………… 157
- 溶連菌感染後の尿検査は、必須でしょうか? ……………………………… 158
- アデノイド術前検査や難治性口腔内アフタでHIV陽性の患者が紹介されてきました。耳鼻科ではどれくらいの頻度でHIV陽性なのでしょうか? ……………………………… 159
- 舌痛症でまず見るべきこと、やるべきことは? ……………………………… 160
- いわゆるヒステリー球に対し漢方薬(半夏厚朴湯)が効かないときは耳鼻科にコンサルトしています。このようなケースで、早急に喉頭ファイバーなどで器質的疾患を鑑別する必要はありますか? ……………………………… 161
- 頸部リンパ節腫脹は、どのような所見のとき耳鼻科にコンサルトすべきか。どのようなサインが red flag sign なのか? ……………………………… 163
- メリスロン®は効果があるのでしょうか? ……………………………… 165
- 耳性めまいの際のメイロン®、トラベルミン®、アタラックス®P注は効果があるのか? 内服薬は何を使用したらよいか? ……………………………… 166
- 耳性めまいに効果がある漢方薬を教えてください ……………………………… 167

- 初めての回転性めまいでBPPVが非常に疑わしいとき、耳鼻科的精査や頭蓋内の精査は必要ですか？ 169
- 顔面神経麻痺で一般医が行っておくべき初期対応について。観察のポイントとその後の対応は？ 170
- Bell麻痺をどのように治療されていますか？ ステロイドや抗ヘルペス薬は使っておられますか？ 171
- 嚥下機能低下があるものの元気な方に対して、プライマリケアで食事のとろみ付け指導や言語聴覚士介入以外で、できる治療は何かありますか？ 172
- 誤嚥防止手術の予後を調査した論文はあるのか？ 174
- 喉頭気管分離術と喉頭摘出術はどちらが一般的か？ またその理由は？ 175

資料編

耳鼻咽喉科で使用される略語　　178

耳鼻咽喉科で使用される点耳薬　　182

耳鼻咽喉科で使用される点鼻薬　　184

序章

症状からの鑑別フローチャート

耳が痛い 2
耳が聞こえない 2
鼻水が出る 3
顔が痛い 3
においがしない 4
味がわからない 4
のどが痛い 5
あご、耳下部が腫れた 5
首が腫れた 6
めまいがする 6
顔が動かない 7

●症状からの鑑別フローチャート

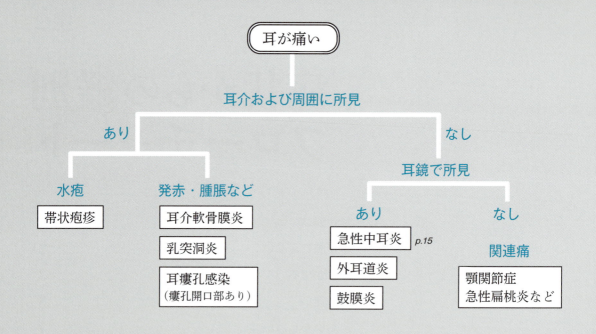

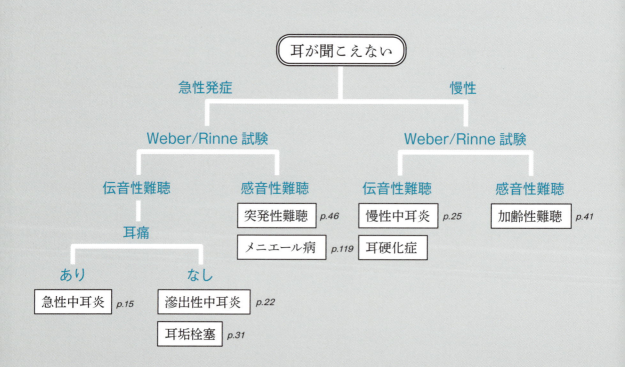

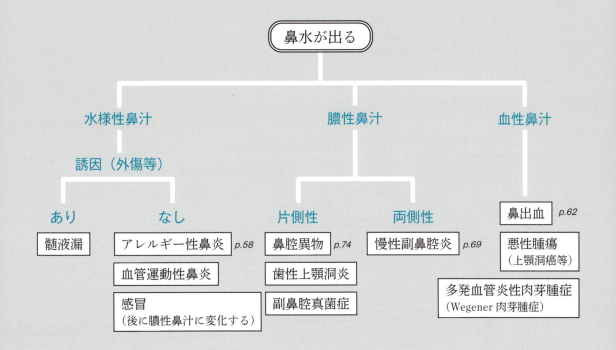

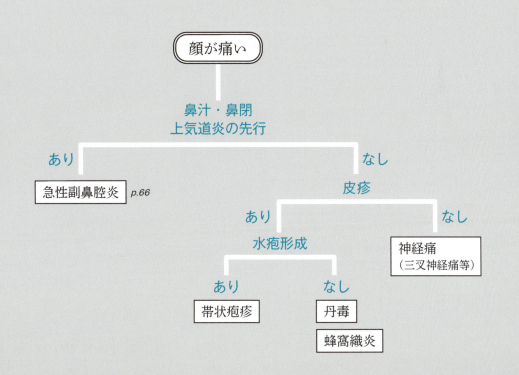

フローチャートは代表的疾患についてのみ記載しており、すべての疾患を網羅しているわけではありません。また、これに当てはまらない場合もあります。

●症状からの鑑別フローチャート

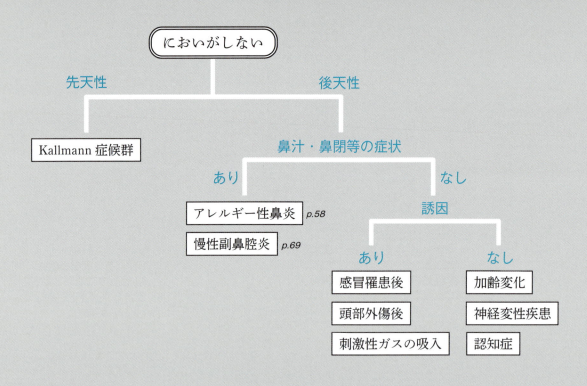

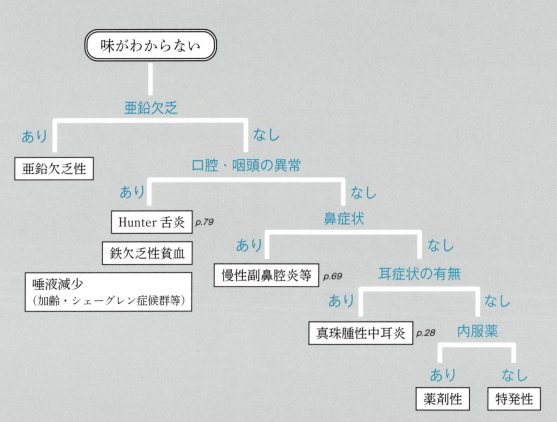

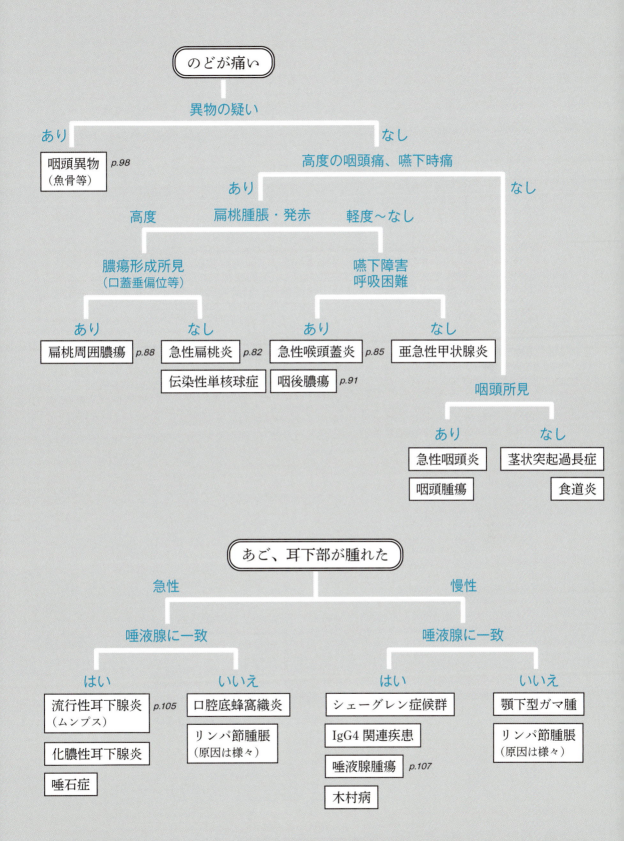

● 症状からの鑑別フローチャート

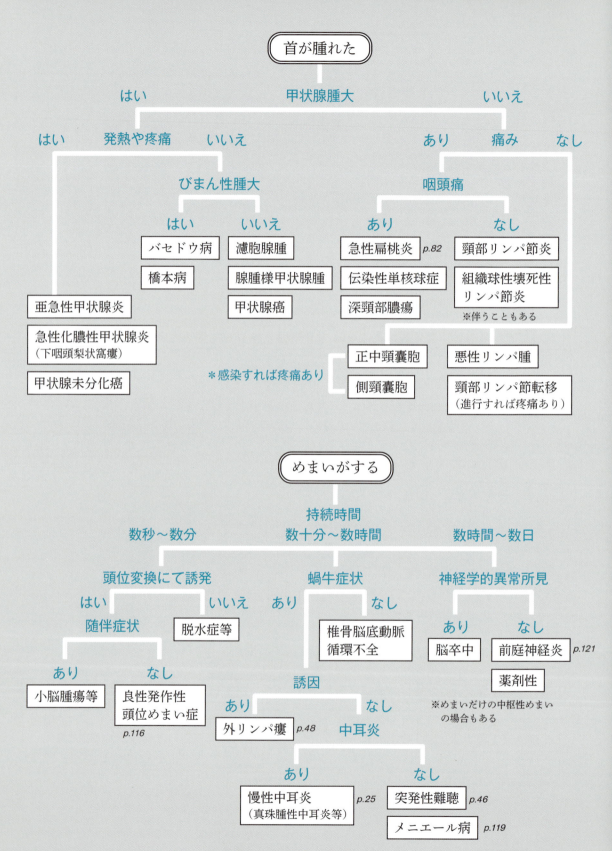

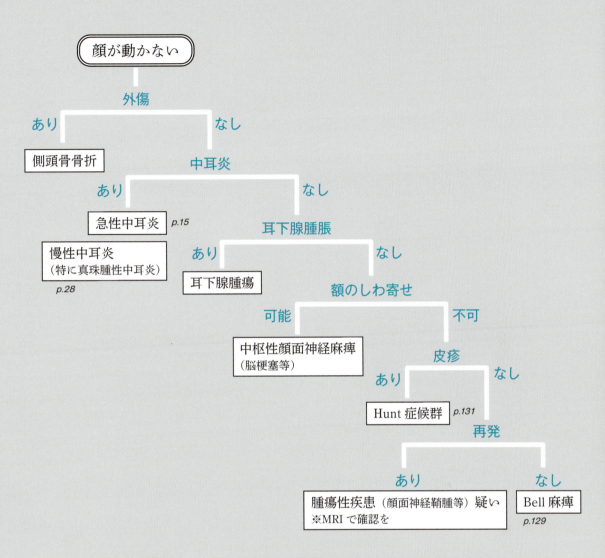

参考文献：日本顔面神経研究会 編，顔面神経麻痺診療の手引 (2011 年版)，金原出版，2011

フローチャートは代表的疾患についてのみ記載しており、すべての疾患を網羅しているわけではありません。また、これに当てはまらない場合もあります。

第1章

プライマリケアでよく出会う 耳疾患

耳鏡の持ち方・使い方	10
鼓膜所見の見方・書き方	13
急性中耳炎	15
滲出性中耳炎	22
慢性中耳炎	25
真珠腫性中耳炎	28
耳垢	31
耳かき外傷	33
外耳道異物	35
耳介血腫	37
難聴の種類、検査法	39
加齢性難聴	41
補聴器	43
突発性難聴	46
外リンパ瘻	48
騒音性難聴	50

●プライマリケアでよく出会う耳疾患

耳鏡の持ち方・使い方

⚠ 耳鏡を挿入する際、成人では耳介を後上方に、乳幼児では耳介を後下方か下方に牽引する。

耳鏡とは？

耳鏡は小さな漏斗状の器具であり、外耳道に挿入し、外耳道および鼓膜の観察・処置に用いる。一般医ではウェルチアレン社の光源付き拡大耳鏡（マクロビュー™）などの携帯用耳鏡を用いることが多い。耳鼻咽喉科では以前は光源の光を額帯鏡で反射させるか、顕微鏡を用いて耳鏡で観察していたが、最近はウェルチアレン社のルーペ付きヘッドライト（ルミビュー™）やLED光源のヘッドライトなども用いられている。

外耳道の構造と挿入時のポイント

外耳道は外耳道入口から鼓膜までの外側1/3が軟骨部外耳道、内側2/3が骨部外耳道に分けられる ②。幼児では外耳道は弯曲していないが、成人では軟骨部が前下方に弯曲している。耳鏡の挿入時、成人では耳介を後上方に、乳幼児では耳介を後下方か下方に牽引する[1]。

耳鏡の挿入

耳鏡は患者の外耳道入口部の大きさに合った、なるべく大きいものを選択する。挿入する際には、いきなり深く入りすぎないよう、横から観察しながら操作する。

外耳道壁に耳鏡の先端が接触しないように注意する。骨部外耳道に先端が接触すると疼痛が生じ、かつ危険であるが、挿入が浅いと外耳道の屈曲が解消されず観察が困難となる。

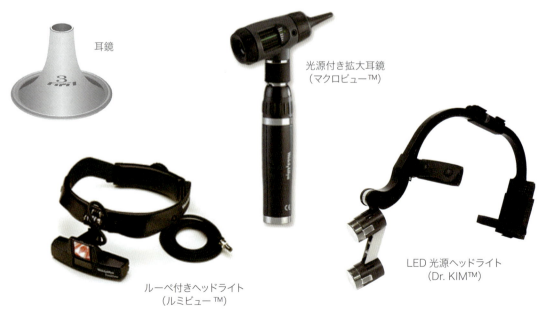

① 耳の診察器具

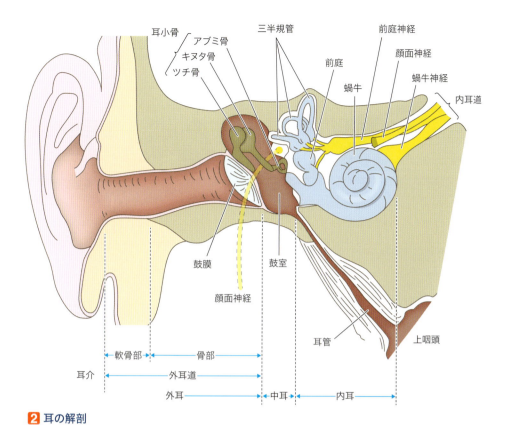

2 耳の解剖

▶ 右耳の場合 **3**A

　左手で耳介を牽引しながら、右手で耳鏡を外耳道に挿入する。左手の中指と薬指で耳介をはさみこみ、親指と人差し指の間に耳鏡を固定する。その際に小指を患者の側頭部に置いて、左手全体を固定する。

▶ 左耳の場合 **3**B

　右手で耳介を牽引し、左手の親指と人差し指の間に耳鏡を固定し挿入する。左手の人差し指と中指で耳介をはさみこみ固定する。薬指と小指を頭部に置き固定する。

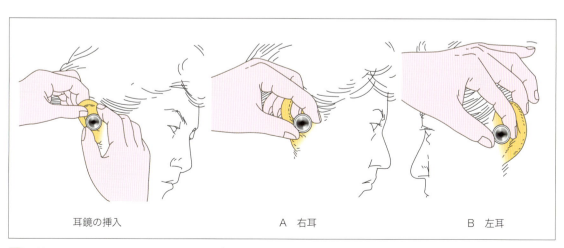

3 耳鏡の挿入（切替一郎原著：新耳鼻咽喉科学[1]より引用）

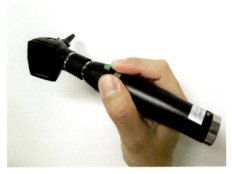
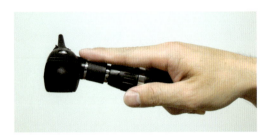

A　ペンシルグリップ　　　　　　　　　B　ハンマーグリップ

4 携帯用耳鏡の持ち方（宮崎浩充：レジデントノート[3]より引用）

携帯用耳鏡の挿入

携帯用耳鏡の持ち方には「ペンシルグリップ」と「ハンマーグリップ」の2通りあるが[2]、持ちやすい持ち方でよい。

▶ **ペンシルグリップ** **4**A

鉛筆を持つ要領で親指と人差し指でつまむように持つ。耳鏡（スペキュラ）の先端を外耳道に挿入する際は携帯用耳鏡を把持している手の小指を患者の頬に当て固定する。

▶ **ハンマーグリップ** **4**B

ハンドル上部を親指と人差し指で支え、金槌を握るように持つ。挿入時には中指と薬指の外側を患者の頬に当てて固定する。

参考文献
1) 切替一郎原著：Ⅰ．耳科学総論，第5章 耳の検査法，2．耳鏡検査法，新耳鼻咽喉科学 第11版，64，南山堂，2013
2) Welch Allyn：検眼鏡・耳鏡の使い方ガイド
3) 宮崎浩充：第2章 1．一般医が知っておくべき耳鼻咽喉科領域の診察，レジデントノート 2014;16(11)増刊：52-59

●プライマリケアでよく出会う耳疾患

鼓膜所見の見方・書き方

⚠️ 鼓膜弛緩部の観察を怠らない。

鼓膜所見の取り方

鼓膜の観察には、まず鼓膜全体の評価を行い、発赤や腫脹、中耳貯留液や異物の有無などを判断するとよい。

鼓膜の観察にはツチ骨短突起と光錐を指標とすると、全体の位置関係が分かりやすい。

臨床的区画として、ツチ骨柄の延長線および臍において直交する直線を仮定して、鼓膜を前上、前下および後上、後下の4象限に分ける。光錐は正常鼓膜では前下象限に位置する。鼓膜弛緩部は一見、見えにくい部位であるが、真珠腫性中耳炎での鼓膜陥凹の好発部位であり、ここもしっかり観察する必要がある。

鼓膜所見の書き方

鼓膜所見の記載に慣れてくると下書きが無い状態でも記載できるが、まずは正常構造を下書きし、それに追加する形で耳漏、鼓膜穿孔、鼓膜の変形、表面のびらん・肉芽・耳茸や中耳貯留液などを追加して記載を行う**2 3 4 5**。

参考文献
1) 小林武夫：2. 耳の視診, 1章 視診・触診, 新図解耳鼻咽喉科検査法, 10-11, 金原出版, 2000
2) 宮崎浩充：第2章 1. 一般医が知っておくべき耳鼻咽喉科領域の診察, レジデントノート 2014;16(11)増刊：52-59

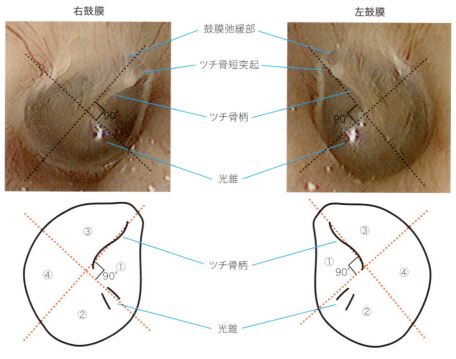

1 正常鼓膜所見　①前上象限　②前下象限　③後上象限　④後下象限

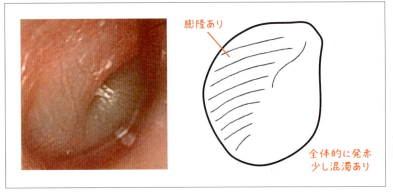

2 急性中耳炎

右鼓膜の混濁を認める。全体に発赤を認め、後象限に膨隆を認める。

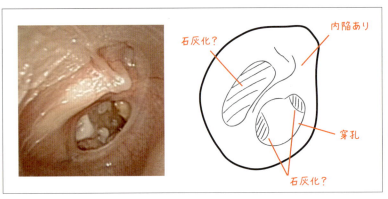

3 慢性中耳炎

右前下象限に鼓膜穿孔を認める。鼓膜弛緩部は内陥しているため、ツチ骨が突出しているように見える。鼓室内粘膜の石灰化も認める。

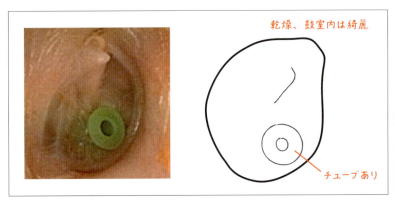

4 右鼓膜換気チューブ留置術後

滲出性中耳炎の患児に対して右鼓膜前下象限に高研®の鼓膜換気チューブが留置されている。全体的に乾燥しており、鼓膜の内陥なく、鼓室内貯留液も認めない。

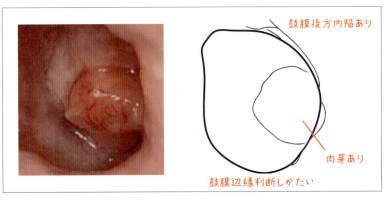

5 左鼓膜肉芽

左鼓膜表面に肉芽を認める。鼓膜後方は内陥しているように見える。鼓膜全体の辺縁は炎症によるびらんもあり判断しがたい。鼓膜肉芽は悪性外耳道炎の患者に多く見られる。

●プライマリケアでよく出会う耳疾患

急性中耳炎

頻度 ★★★　　緊急度 ★☆☆

⚠️ 鼓膜切開などの処置が必要な場合、合併症を認める場合、難治例・反復例は早めに紹介を行う。

急性中耳炎とは？

中耳腔（鼓室）に生じた急性の化膿性炎症である。多くは上気道炎に続発する。

就学前の幼小児に好発し、ほとんどが経耳管感染である。その原因として、乳幼児の耳管は太く短く、鼻咽腔にほとんど水平で開口している解剖学的特徴があり、耳管機能が未完成で上咽頭から容易に菌が波及するためである 。

起炎菌としてはインフルエンザ菌、肺炎球菌、モラクセラ・カタラーリスの順に多く、鼻副鼻腔炎の起炎菌と同じである 2。近年ではペニシリン耐性肺炎球菌（PRSP）、βラクタマーゼ非産生インフルエンザ菌（BLNAR）などの耐性菌が多く認められるため、抗菌薬の選択が重要となっている。

多くは2〜3週間で治癒するが、鼻炎などの鼻疾患を合併している場合には、症状が消失しても中耳内の炎症が遷延化して滲出性中耳炎に移行することがある。

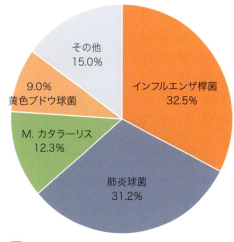

2 急性中耳炎の起炎菌

第5回耳鼻咽喉科領域感染症臨床分離菌全国サーベイランス（2015）（N 154；15歳以下）

合併症として乳様突起炎 3、内耳炎、顔面神経麻痺、頭蓋内合併症がある。

治療は抗菌薬、解熱鎮痛薬による内服治療が主体で、重症例では鼓膜切開術を行う。

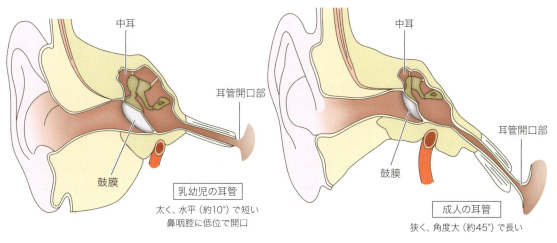

1 乳幼児と成人の耳管の違い

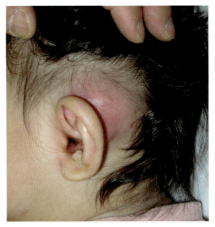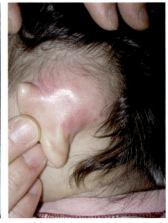

3 乳様突起炎（左耳）
左耳後部の発赤・腫脹、耳介聳立を認める

症状

耳痛、発熱、耳漏、難聴、耳介聳立、めまい、嘔吐、顔面神経麻痺（red flag sign）
幼児では明らかな症状を訴えず、啼泣・不機嫌を呈することがある。鼓膜の一部が自壊し穿孔を起こせば耳漏が出現する。耳介聳立とは、乳様突起炎によって耳介が前方に押し上げられた状態である。

問診

- 上気道炎・鼻疾患の有無

アレルギー性鼻炎、副鼻腔炎などの鼻疾患がある場合には、遷延しないためにも併行して治療を行うことが重要である。

診察所見

鼓膜所見では発赤、混濁、膨隆、肥厚、穿孔、光錐減弱など様々な所見が見られる **4**。乳幼児の場合、これらの所見の中で鼓膜の膨隆は高頻度に認められ、滲出性中耳炎との鑑別に最も有用な所見である。

検査所見

起炎菌を同定するためにグラム染色および細菌培養法などの検査が重要となる。耳漏と鼻咽腔の細菌の一致率は、肺炎球菌では90％、インフルエンザ菌で80％と報告されており[1]、耳漏がない場合には経鼻腔的に上咽頭から採取してもよい。

グラム染色法は染色操作や顕微鏡観察の経験や検査スペースが必要となるため日常臨床では困難であり、細菌培養は結果判明に日数が必要となる。そのため、最近は肺炎球菌迅速検査キット「ラピラン肺炎球菌HS®（中耳・副鼻腔炎）」が頻用されている。

このキットは、①肺炎球菌抗原を検出していることから死菌も検出する可能性がある、②菌量が少ない場合には偽陰性となる可能性がある、③鼻咽腔に定着している細菌叢も検出する可能性がある、などの注意点はあるが、抗菌薬の選択に有用である。

それ以外にインフルエンザ菌抗原検査（ELISA法）やウイルスの診断キットも有用である。ただし、ウイルスが陽性であった症例の約75％は細菌との混合感染との報告もあり、注意が必要である[1]。

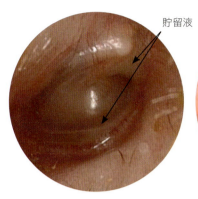 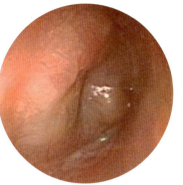 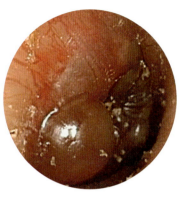

中耳貯留液　　　　　　　　鼓膜の膨隆（高度）　　　　　　水疱形成

4 急性中耳炎の代表的鼓膜所見（右耳）

細菌検査以外に、真珠腫性中耳炎などの鑑別のためには側頭骨CTなどの画像検査も有用である。しかし、耳の読影は困難であるため、基本的には専門医に任せる。

緊急度の評価は？

良性疾患なので基本的には緊急性はなく後日耳鼻咽喉科紹介でよいが、鼓膜切開などの処置が必要な場合、合併症を認める場合、難治例・反復例は紹介すべきである。

一般医の対応

▶小児の場合

耳鼻咽喉科では鼓膜所見と臨床症状から重症度を判定し、小児急性中耳炎診療ガイドライン**5****6**を参考にして治療を選択するが、一般医で

5 小児急性中耳炎診療スコアシート

		重症度分類に用いる症状・所見とスコア			スコア計	重症度
全身所見	耳痛	0 なし	1 痛みあり	2 持続性の高度疼痛	5点以下	軽症
	発熱（腋窩）	0 37.5℃未満	1 37.5℃以上 38.5℃未満	2 38.5℃以上		
	啼泣・不機嫌	0 なし	1 あり		6〜11点	中等症
局所所見	鼓膜の発赤	0 なし	2 ツチ骨柄あるいは鼓膜の一部の発赤	4 鼓膜全体の発赤		
	鼓膜の膨隆	0 なし	4 部分的な膨隆	8 鼓膜全体の膨隆		
	耳漏	0 なし	4 外耳道に膿汁があるが鼓膜観察可能	8 鼓膜が膿汁のため観察できない	12点以上	重症
リスク	年齢	0 24ヵ月以上	3 24ヵ月未満			

6 小児急性中耳炎症例の治療アルゴリズム （小児急性中耳炎診療ガイドライン2013年版[1]）より引用）

■ 軽症（スコア5点以下）

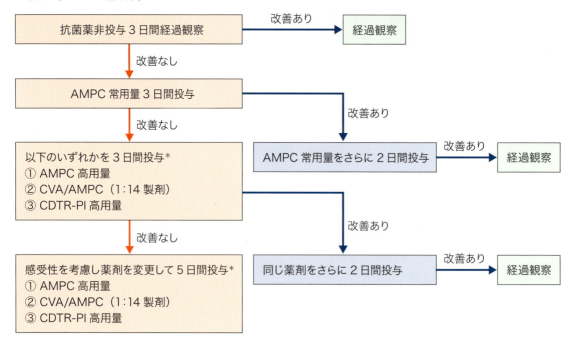

■ 中等症（スコア6〜11点）

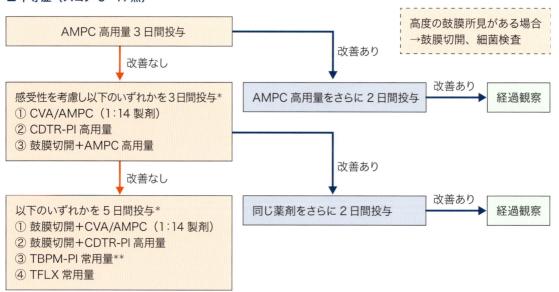

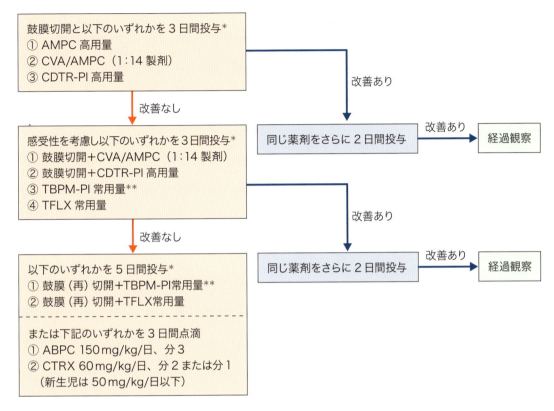

■ 重症（スコア12点以上）

【補足】

耳痛、発熱（38.5℃以上）ではカロナール®細粒10〜15mg/kg（頓用）使用可

＊で経過不良の場合には肺炎球菌迅速検査キットなども参考の上、抗菌薬の変更を考慮する。

＊＊保険診療上の投与期間は7日間である。

経過観察は初診時より3週までとする。

乳幼児にピボキシル基を有する抗菌薬（CDTR-PI）を長期投与する場合は、低カルニチン血症に伴う低血糖症状に十分注意すること。

AMPC（ワイドシリン®）常用量：40mg/kg/日、高用量：80〜90mg/kg/日
CDTR-PI（メイアクト®）常用量：9mg/kg/日、高用量：18mg/kg/日
CVA/AMPC（クラバモックス®）：96.4mg/kg/日（AMPC 90mg：CVA 6.4mg）
TBPM-PI（オラペネム®）常用量：8mg/kg/日
TFLX（オゼックス®）常用量：12mg/kg/日

は鼓膜の評価が困難で重症の判定が厳しい場合もある [7]。急性中耳炎の可能性が高いが、スコア評価が困難な場合には、細菌検査を指標にした小児急性中耳炎に対するアルゴリズムも参考になる [8]。

▶成人の場合

耳漏が無い場合は、急性上気道炎や副鼻腔炎などの鼻疾患に伴う可能性がある。鼓膜の発赤・混濁・腫脹が無ければ、経過観察か、合併している疾患に対する治療を先行させる。

耳漏がある場合は、自壊による穿孔を伴う急性中耳炎か、慢性穿孔性中耳炎の急性増悪が疑われる。その場合はニューキノロン薬の内服・点耳を行う。

鼓膜所見が正常であり、外耳道からの耳漏を疑う場合は、外耳道炎を考慮し下記処方を行う。

いずれにしても、耳漏がある場合には細菌検査を行う。

【成人の処方例】

L-ケフレックス® 顆粒　1000 mg/日（外耳道炎を疑う場合）

クラビット® 500 mg/日

タリビッド® 耳科用液　1日2回、臥位で患側耳を上にして1回6～10滴点耳、10分間そのまま耳浴する。

参考文献
1) 日本耳科学会, 日本小児耳鼻咽喉科学会, 日本耳鼻咽喉科感染症・エアロゾル学会編：小児急性中耳炎診療ガイドライン 2013年版
2) 永田理希：第2章 2. よく遭遇する耳鼻咽喉科領域の症状・疾患への対応, レジデントノート 2014;16(11)増刊;60-70

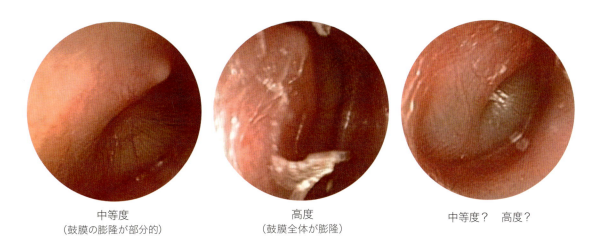

　　中等度　　　　　　　　　　　高度　　　　　　　　　中等度？　高度？
（鼓膜の膨隆が部分的）　　　（鼓膜全体が膨隆）

7 鼓膜所見（膨隆）の重症度分類

鼓膜の膨隆に関しては中等度と高度を分類するのが困難な場合がある。

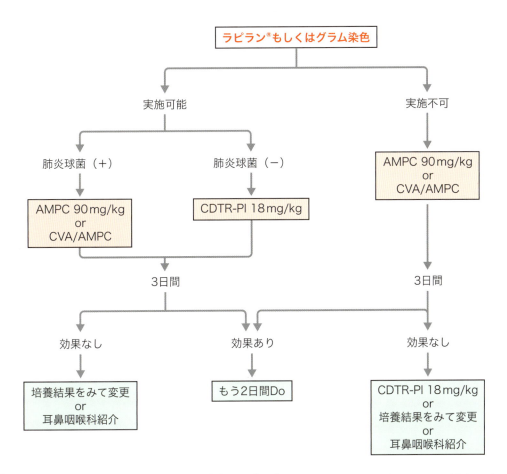

8 細菌検査を指標にした小児急性中耳炎の診療アルゴリズム（宗 謙次：耳鼻咽喉科プラクティス in 福岡 2015）

● プライマリケアでよく出会う耳疾患

滲出性中耳炎

頻度 ★★☆　　緊急度 ★☆☆

 罹病期間が長い場合は、小児では難治性の中耳炎への移行、成人では原因として腫瘍性病変の可能性があるので注意する。

滲出性中耳炎とは？

　耳痛や発熱などの急性炎症を伴わず、中耳腔に滲出液が貯留した状態。急性中耳炎と同様に就学前の小児に多く、高齢者にもしばしばみられる。アレルギー性鼻炎、副鼻腔炎などの鼻疾患やアデノイド増殖症などによる耳管機能不全による中耳腔の換気障害や中耳分泌物の排出不全が主な原因である。

　小児の滲出性中耳炎の多くは耳管機能が成熟する7歳を境に改善するが、なかには難治性の癒着性中耳炎や真珠腫性中耳炎に移行するものもあり、罹病期間が長い場合には注意が必要である[1]。成人の反復する滲出性中耳炎もまれに上咽頭癌などの腫瘍性病変による耳管開口部の閉塞が疑われることがあり、注意が必要である[2]。

症状

- 難聴、耳閉感、自声強調

　成人では上記症状を訴えるが、小児では自覚症状がなく、テレビのボリュームが大きい、呼びかけに反応しないなどで気づかれる場合がある。言語獲得期である2～5歳頃の滲出性中耳炎は、言語発達にも影響するので注意が必要となる。

　耳痛や発熱を伴う場合は急性中耳炎を疑う。

問診

- 罹病期間
- 症状の反復・他の鼻症状の有無

診察所見

　鼓膜の色調は中耳に貯留する液体により異なり、正常所見と見分けが困難である❶❷。

　音叉を用いた検査では、通常は伝音性難聴を示し、Weber法で患側への偏位、Rinne法で陰性となるが、明らかな難聴を示さない場合もある。

検査所見

　X線撮影で副鼻腔炎の有無、アデノイド増殖症の程度、中耳腔の発育状況を評価することが治療方針決定の一助となる。画像診断は基本的には専門医に任せる。

緊急度の評価は？

　良性疾患なので基本的には緊急性はなく後日耳鼻咽喉科受診でよい。

一般医の対応

　鼓膜所見、音叉による検査だけでは滲出性中耳炎の診断は困難であり、小児では難治性の中耳炎への移行、成人では原因として腫瘍性病変の可能性が否定できない。治療期間が長くなるようであれば、耳鼻咽喉科へ紹介する。

　滲出性中耳炎に対する治療は鼓膜チューブ留置術が最も信頼性があり、かつ第一選択となる治療である[3]が、一般医では施行困難である。抗菌薬の内服は推奨されていないが、鼻などの周辺器官に感染を伴う場合には小児滲出性中耳炎診療ガイドライン[4]ではマクロライド療法（CAM 少

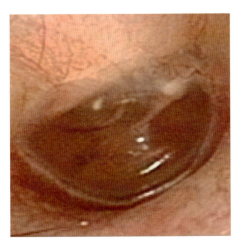

1 滲出性中耳炎（右耳）
薄茶色の貯留液が透見できる。鼓膜右後上象限に液面形成を認める。ツチ骨柄は内陥していない。

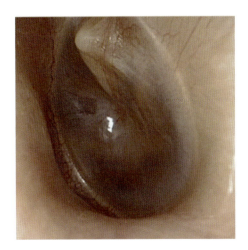

2 滲出性中耳炎（左耳）
薄茶色の貯留液が透見できるが、液面形成を認めない。ツチ骨柄は少し内陥しているが判別しがたい。光錐もあるため、小児であれば滲出性中耳炎の鼓膜と判断しがたい可能性がある。

量長期投与療法）も選択肢の1つとして挙げられている。

すぐに紹介可能な場合は
なるべく早めに耳鼻咽喉科に紹介

すぐに紹介できない場合は
鼻疾患が考えられる場合には下記処方を行い、改善なければ耳鼻咽喉科紹介

【処方例】
クラリシッド® 成人200mg/日・小児5～8mg/kg/日
ムコダイン® 成人1500mg/日・小児10mg/kg/日

▶ Advanced Lecture

気密耳鏡（ニューマチック・オトスコープ）**3** やティンパノメトリー **4** を用いることにより滲出性中耳炎の診断がより正確になる。

気密耳鏡は密閉した外耳道を加圧、減圧し、鼓

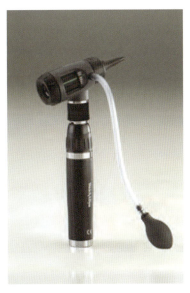

3 気密耳鏡（ニューマチック・オトスコープ）

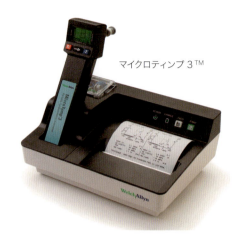

4 ティンパノメトリー

膜の可動性を観察する耳鏡である。通常は拡大耳鏡を兼ねており、鼓膜の観察が容易となる。滲出性中耳炎の場合は、鼓膜の可動性を確認することによって診断の正確さが向上する。

ティンパノメトリーは外耳道内の空気圧を変化させて鼓膜の可動性（コンプライアンス）の変化を測定する検査である。中耳腔の貯留液の存在を推測する機器として信頼性が高く、その結果（ティンパノグラム）はA型、B型およびC型に大別される **5**。

A型は中耳腔に陰圧がないものであり、波形の頂点（ピーク）が中央に位置する。正常者および感音難聴ではこの型になる。

B型はピーク形成がなく鼓膜の可動性が低下した状態で、中耳貯留液の存在を示す。

C型はピークが $-100\,\text{daPa}$ 以下にある。$-100 \sim -200\,\text{daPa}$ の間にピークがある C_1 型、$-200\,\text{daPa}$ 以下にピークがある C_2 型に分類され、中耳腔の高度な陰圧と鼓膜の高度陥凹所見と関連がある。

滲出性中耳炎は、中耳に貯留する液体により鼓膜の動きやすさ（可動性）の低下や消失が生じる。ティンパノメトリーが B 型、C_2 型の場合に滲出性中耳炎と診断した際の感度は93.8％、特異度は61.8％と報告されている[4]。

参考文献
1) 洲崎春海：2. 滲出性中耳炎，I 章/E 中耳疾患，SUCCESS耳鼻咽喉科，46，金原出版，2007
2) 切替一郎原著：I. 耳科学各論，第2章 中耳疾患 4. 滲出性中耳炎，新耳鼻咽喉科学 第10版，126-129，南山堂，2004
3) 髙橋晴雄：滲出性中耳炎．ENTONI 2011；131：25-29
4) 日本耳科学会・日本小児耳鼻咽喉科学会編：小児滲出性中耳炎診療ガイドライン 2015 年版

5 ティンパノグラムの型分類

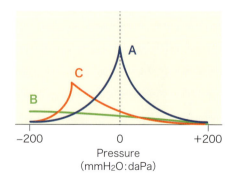
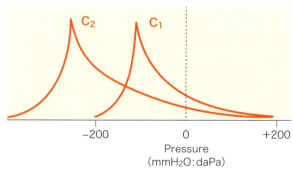

●プライマリケアでよく出会う耳疾患

慢性中耳炎

頻度 ★★☆　　緊急度 ★☆☆

> ⚠️ 耳漏を繰り返す場合にはMRSA・緑膿菌感染などによる難治性の中耳炎や真珠腫性中耳炎の可能性があるので注意する。

慢性中耳炎とは？

　急性中耳炎が完全に治癒せず、慢性炎症が残存した病態をいう。慢性の炎症とは中耳の分泌物や肉芽などを指し、伝音性難聴を呈する。

　慢性中耳炎は慢性（穿孔性／非穿孔性）中耳炎と真珠腫性中耳炎に分けられる 。前者は急性中耳炎に続発・慢性化したものがほとんどで、多くは鼓膜穿孔を伴う 2。

　最近は、急性中耳炎が非穿孔性の滲出性中耳炎に移行するものが増加し、これがさらに真珠腫性中耳炎や癒着性中耳炎に進展する場合がある。

　癒着性中耳炎は、慢性の炎症により鼓膜が薄くなり（菲薄化）、耳管機能不全により鼓膜が内陥して鼓膜と中耳腔粘膜が癒着したものをいう。

　鼓室硬化症は慢性中耳炎の終末像と考えられている。慢性炎症により鼓膜・耳小骨を含む中耳腔に硬化性病変が出現し、可動性が失われ難聴を増悪させる。

　そのほか慢性穿孔性中耳炎のなかには耳かきなどによる外傷性の鼓膜穿孔や、滲出性中耳炎に対

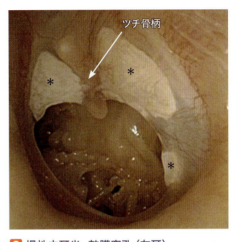

2 慢性中耳炎・鼓膜穿孔（左耳）
左鼓膜に大きな鼓膜穿孔を認める。ツチ骨柄はわずかに内陥している。鼓膜に石灰化（＊）を認める。

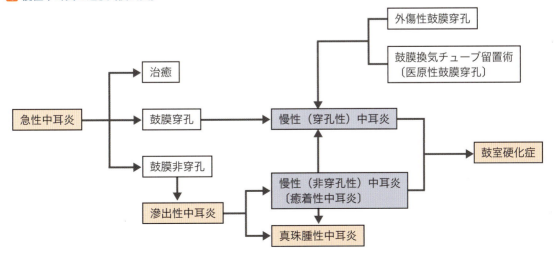

1 慢性中耳炎の進展（模式図）

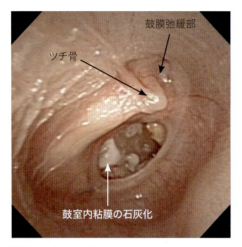

鼓膜弛緩部
ツチ骨
鼓室内粘膜の石灰化

3 慢性中耳炎(右耳)
右前下象限に鼓膜穿孔を認める。鼓膜弛緩部は内陥しているため、ツチ骨が突出しているように見える。鼓室内粘膜の石灰化も認める。

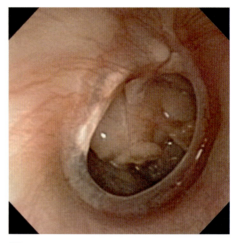

5 癒着性中耳炎(右耳)
一見すると鼓膜穿孔のようにも見えるが、鼓膜緊張部全体が内陥し鼓室内粘膜と癒着している。

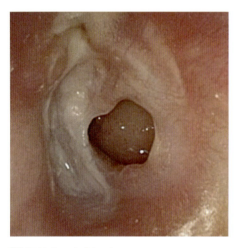

4 慢性中耳炎(左耳)
左下象限に鼓膜穿孔を認める。鼓膜は全体的に肥厚・発赤している。左側の白色箇所は耳処置後に一部残った耳漏である。

する鼓膜換気チューブ留置術後の鼓膜穿孔が残存したものもある。

症状

耳漏、伝音性または混合性難聴、耳痛、めまい、顔面神経麻痺など。

難聴は当初は伝音性難聴であるが、慢性炎症に伴い徐々に内耳障害を伴い混合性難聴となる。内耳(半規管瘻孔)に炎症が波及するとめまいが出現し、顔面神経管の水平部に波及すると顔面神経麻痺、頭蓋内に波及すると髄膜炎による頭痛・発熱・嘔気・嘔吐などの症状が出現する。

問診

- 耳漏・難聴の罹病期間
- めまい・顔面神経麻痺などの有無

診察所見

鼓膜穿孔の有無、耳漏の有無を観察する。癒着性中耳炎では鼓膜が内陥しており、一見、鼓膜穿孔に見えることがある **5**。耳漏以外に粥状の軟性耳垢を認める場合は、外耳道・中耳真珠腫の可能性がある。音叉を用いた検査では、伝音性難聴と混合性難聴の鑑別は不可能である。

検査所見

耳漏を繰り返す場合には、MRSA、緑膿菌などの感染を疑い細菌検査を行う。耳X線撮影

（Schüller法・Sonnenkalb法）では乳突蜂巣の発育障害、側頭骨CTでは耳小骨などの中耳腔の評価が可能だが、耳の読影は困難であるため基本的には専門医に任せる。

緊急度の評価は？

基本的に緊急性はない。急激な難聴の増悪、突然のめまい・顔面神経麻痺の出現があれば、真珠腫性中耳炎が疑われるため、早急な耳鼻咽喉科医による治療が必要となる。

一般医の対応

慢性中耳炎の根本治療は手術であるが、耳漏がある場合には抗菌薬の内服・点耳を行う。耳漏や難聴の訴えが強い場合には、耳鼻咽喉科医へ紹介する。

▶ 耳漏のみの場合

すぐに紹介可能な場合は

耳鼻咽喉科に紹介

すぐに紹介できない場合は

耳漏の細菌検査を行い、抗菌薬の点耳を行う。細菌検査の結果で抗菌薬の感受性が低ければ、早めに耳鼻咽喉科へ紹介する。
【処方例】タリビッド®耳科用液 1日2回臥位で患側耳を上にして1回6〜10滴点耳、10分間そのまま耳浴する。

▶ めまい・顔面神経麻痺を伴う場合

すぐに紹介可能な場合は

緊急手術の可能性もあるので、すぐに紹介する。

すぐに紹介できない場合は

めまいが強い場合には安静として、可能な限り早く耳鼻咽喉科に紹介を行う。

参考文献
1) 山本悦夫：慢性穿孔性中耳炎．新図説耳鼻咽喉科・頭頸部外科講座2．中耳・外耳，132-139，メジカルビュー，2000
2) 洲崎春海：3．慢性中耳炎．Ⅰ章/E中耳疾患，SUCCESS耳鼻咽喉科，47-52，金原出版，2007
3) 切替一郎原著：Ⅰ．耳科学各論 第2章 中耳疾患 6．慢性化膿性中耳炎，新耳鼻咽喉科学 第10版，133-140，南山堂，2004

●プライマリケアでよく出会う耳疾患

真珠腫性中耳炎

頻度 ★☆☆　　緊急度 ★★☆

> ⚠️ 慢性穿孔性中耳炎との鑑別は困難であり、罹病期間が長い場合や難治性の場合は真珠腫性中耳炎の可能性があるので注意する。

真珠腫性中耳炎とは？

中耳腔に入り込んだ鼓膜上皮の落屑が増殖・堆積したもの。真珠腫の由来は腫瘍ではなく、球状に増殖した上皮組織が真珠のように見えるためである。進行すると周囲の骨を破壊し、様々な症状や合併症を生じる[1]。

先天性もあるが、後天性が90％以上を占める。先天性真珠腫は先天奇形の一種で、中耳の発生段階で上皮が迷入したものである。発生箇所によって錐体部型・乳突腔型・鼓室型に分けられる。後天性真珠腫はほとんどが耳管機能不全に伴う中耳腔の陰圧による鼓膜上皮の内陥が原因で、その陥凹部位によって弛緩部型と緊張部型に分類できる 1。

保存的治療では真珠腫による骨破壊を防ぐことはできないため、手術による真珠腫の完全摘出が治療の基本である。

症状

難聴（伝音性→感音性）、耳漏、耳痛、めまい、嘔吐、頭痛、顔面神経麻痺（red flag sign）

先天性真珠腫は幼児から学童期にかけて片側性の伝音性難聴として発見されることが多い。急性中耳炎を反復したり、滲出性中耳炎が治癒しない例では、先天性真珠腫が原因となっている場合がある。

後天性真珠腫の難聴は、耳小骨連鎖の破壊をきたしやすい緊張部型のものに高度で、弛緩部型では軽度のことが多い。感染すれば耳漏や耳痛が生じ、しばしば内耳障害を起こし、高音域を中心とした感音難聴やめまいが生じる。中耳腔を通る顔面神経管が破壊されると顔面神経麻痺を生じる。頭蓋内に進展した場合には耳性頭蓋内合併症（髄膜炎、硬膜外・脳膿瘍、血栓性静脈洞炎など）を生じる 2。

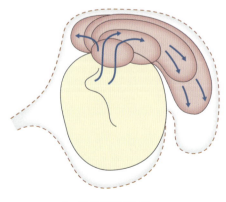
A　弛緩部型真珠腫

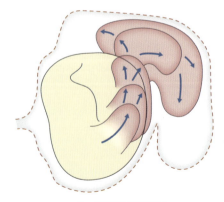
B　緊張部型真珠腫

1 後天性真珠腫の分類　（森山 寛：新図説耳鼻咽喉科・頭頸部外科講座[2] より引用）

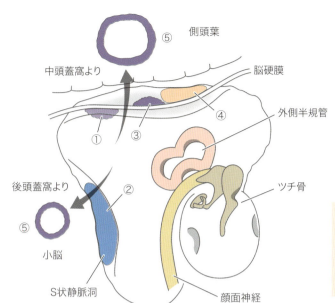

2 耳性頭蓋内合併症の発生機序（右耳）
（新川秀一・藤田繁俊：新図説耳鼻咽喉科・頭頸部外科講座[3]）より引用）

問診

- 難聴の出現時期・罹病期間
- 耳漏、小児期の耳疾患の有無

問診だけでは、他の中耳炎との鑑別は困難である。

診察所見

外耳道・鼓膜を観察する。鼓膜穿孔の有無、耳漏の有無を観察する。

先天性真珠腫の場合、錐体部型・乳突腔型は発生箇所が鼓膜から離れているため正常鼓膜であり、鼓室型は鼓膜を通して真珠腫を透見できることがある **3**。

後天性真珠腫の場合には真珠腫塊の周囲に肉芽や分泌物が存在することが多く、耳鏡所見だけでは診断は困難である。また、弛緩部型真珠腫の場合には鼓膜が正常に見える症例もあり、注意が必要である **4**。

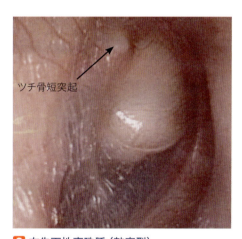

3 右先天性真珠腫（鼓室型）
右鼓膜の前上象限に真珠腫を透見できる。

検査所見

耳漏を繰り返す場合にはMRSA、緑膿菌などの感染を疑い、細菌検査を行う。耳X線撮影（Schüller法・Sonnenkalb法）、側頭骨CT・MRIが有用であるが、耳の読影は困難であるため基本的には専門医に任せる。

緊急度の評価は？

基本的に緊急性はないが、耳漏を繰り返す場合には真珠腫性中耳炎の可能性も考慮する。突然の感音難聴・めまい・顔面神経麻痺の出現があれば、緊急手術が必要となる可能性もあるので早急な耳鼻咽喉科医による治療が必要となる。

一般医の対応

根本治療は手術だが、耳漏がある場合には抗菌薬の内服・点耳を行う。繰り返す耳漏や感音難聴がある場合には、耳鼻咽喉科医へ紹介する。

▶ 耳漏のみの場合

すぐに紹介可能な場合は

耳鼻咽喉科に紹介

すぐに紹介できない場合は

耳漏の細菌検査を行い、抗菌薬の点耳を行う。細菌検査の結果で抗菌薬の感受性が低ければ早めに耳鼻咽喉科へ紹介を行う。
【処方例】タリビッド®耳科用液 1日2回臥位にて患側耳を上にして1回6〜10滴点耳、10分間そのまま耳浴する。

▶ めまい・顔面神経麻痺を伴う場合

すぐに紹介可能な場合は

緊急手術の可能性もあるのですぐに紹介

すぐに紹介できない場合は

めまいが強い場合には安静として、可能な限り早く耳鼻咽喉科に紹介を行う。

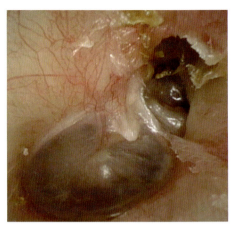

4 右弛緩部型真珠腫
右弛緩部に陥凹を認める。鼓膜は正常に見えるため、鼓膜上方も観察しないと見逃す可能性がある。

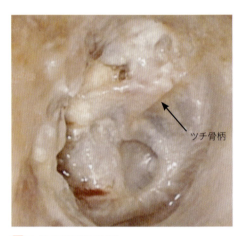

5 右弛緩部型真珠腫
右弛緩部から後上方に大きく陥凹を認め、周囲に白色落屑を認める。

参考文献
1) 洲崎春海：4. 真珠腫性中耳炎，I 章 /E 中耳疾患，SUCCESS 耳鼻咽喉科，52-56，金原出版，2007
2) 森山寛：中耳真珠腫の病態分類．新図説耳鼻咽喉科・頭頸部外科講座 2. 中耳・外耳，152-153，メジカルビュー社，2000
3) 新川秀一，藤田繁俊：中耳炎および手術の合併症．新図説耳鼻咽喉科・頭頸部外科講座 2. 中耳・外耳，178-183，メジカルビュー社，2000

◉プライマリケアでよく出会う耳疾患

耳垢

頻度 ★★★　　緊急度 ★☆☆

 小児で除去困難が予想される場合は諦め、早めに耳鼻咽喉科に紹介する。

耳垢とは？

外耳道の耳垢腺と皮脂腺の分泌物、剥離上皮、塵埃などが一緒になって形成される。外耳道を塞ぐほど大きくなった状態を耳垢栓塞という。

耳垢栓塞は自覚症状が無いことも多いが、入浴、水泳などで外耳道に水が入って耳垢が膨張したときなどに難聴や耳閉感が出現する。まれに感染を引き起こし、外耳炎・中耳炎の原因になる。

症状

- 難聴、耳閉感
- 外耳道炎を併発した場合には耳痛・耳漏

問診

- 発症時期・状況
- 難聴・耳痛・耳漏の有無

診察所見

外耳道・鼓膜を観察し、耳漏の有無、耳垢と外耳道の癒着の程度を確認する。

検査所見

耳漏がある場合には細菌検査を行う。耳垢除去後、音叉を用いて難聴の有無を確認する。

緊急度の評価は？

基本的には緊急性はない。耳垢と外耳道の癒着が強固で、後述の対応を行っても耳垢除去時の疼痛が著明であれば、耳鼻咽喉科に紹介する。

一般医の対応

耳垢除去の方法は、次ページの Advanced Lecture を参照されたい。

▶耳垢が小さい場合

すぐに紹介可能な場合は

耳鼻咽喉科に紹介

すぐに紹介できない場合は

耳垢水の点耳を行う。
耳垢水は炭酸水素ナトリウム（重曹）とグリセリンと滅菌精製水を1：5：10（〜15）の割合で混合したもの。
ジオクチルソジウムスルホサクシネート耳科用液5％「CEO」® として処方可能。

【処方例】耳垢水またはジオクチルソジウムスルホサクシネート耳科用液5％「CEO」®を数滴点耳、5〜20分後に微温湯（37℃）で耳洗浄を行う（耳洗浄の方法については35ページを参照）。
高度の耳垢栓塞には1日3回、1〜2日点耳後、微温湯にて耳洗浄を行う。

耳垢水 ＝炭酸水素ナトリウム 5g・グリセリン 25mL・滅菌精製水を加えて全量を100mLとする。

▶ 耳垢が大きい場合

すぐに紹介可能な場合は

耳鼻咽喉科に紹介

すぐに紹介できない場合は

耳垢水の点耳と洗浄を行う。1回ですべて除去しようとせず、点耳と除去を繰り返し、少しずつ除去するのがコツである。

除去後に外耳道および鼓膜を観察する。もし除去に伴い外耳道皮膚の損傷があれば、抗菌薬（タリビッド®など）の点耳液を処方し、1週間以内に再診する。鼓膜の損傷が疑われれば、自然閉鎖する可能性もあるが、なるべく早めに耳鼻咽喉科に紹介する。

除去後にめまいや嘔気・嘔吐があれば内耳損傷の可能性があるので、すぐに耳鼻咽喉科に紹介する。

【処方例】耳垢が小さい場合と同様

▶ Advanced Lecture

耳垢除去にはヘッドライトと耳鏡または光源付き拡大処置用耳鏡、耳用鑷子、耳垢鉗子が必要である❶。耳垢と周囲の外耳道に癒着がなければ、鑷子などで把持して、ゆっくりと引き抜き除去する。癒着があれば、耳垢水を用いて耳垢を柔らかくして、鑷子で除去する。

癒着がある場合に無理に剥がして除去すると、外耳道の皮膚も剥がれて出血・疼痛などを生じる可能性がある。小児の場合は、その後の専門医での処置が困難となる可能性もあるので、無理は避ける。

耳垢が柔らかくなっていれば、微温湯での耳洗浄も有効である。

参考文献
1) 切替一郎原著：I. 耳科学各論，第1章 外耳疾患 2. 外耳道疾患 2) 耳垢栓塞，新耳鼻咽喉科学 第10版, 118, 南山堂, 2004
2) 梅木 寛：第2章 5. 鼻出血, 異物（鼻・耳），鼓膜損傷への対応，レジデントノート 2014;16(11)増刊:83-93

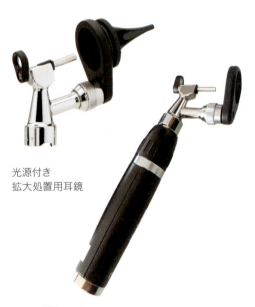

光源付き
拡大処置用耳鏡

❶ 耳垢除去に用いる器具

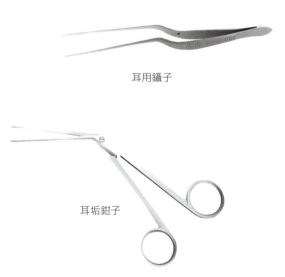

耳用鑷子

耳垢鉗子

● プライマリケアでよく出会う耳疾患

耳かき外傷

頻度 ★☆☆　　緊急度 ★★☆

 難聴、めまい、耳鳴があれば、早急に耳鼻咽喉科に紹介する。

耳かき外傷とは？

竹製などの耳かきにより外耳道、鼓膜または耳小骨や内耳まで損傷をきたしたもの。鼓膜の損傷のみであれば、40 dBまでの伝音難聴を示すが、耳小骨や内耳まで損傷をきたした場合には難聴だけではなく、外リンパ瘻などによるめまい、高度混合性難聴や感音難聴を示す。

症状

耳痛、耳出血、難聴、めまい、耳鳴

問診

受傷状況、上記症状の有無

診察所見

鼓膜穿孔 1 2 の有無を確認する。めまいがあれば自発・頭位眼振の観察を行う。

検査所見

耳漏がある場合には細菌検査を行う。音叉を用いて難聴の有無を確認する。画像検査に関しては側頭骨CTが適しているが、耳の読影は困難なので、基本的には専門医に任せる。

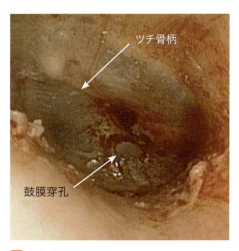

1 左鼓膜穿孔
左前下象限に小穿孔を認める。

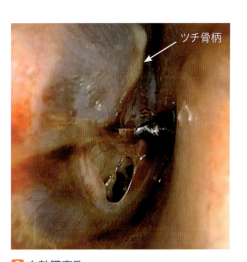

2 右鼓膜穿孔
右前下象限に穿孔を認める。凝血塊が右後象限の鼓膜から透見される。（写真提供：宗謙次）

緊急度の評価は？

難聴、めまい、耳鳴があれば早急に耳鼻咽喉科医に紹介が必要だが、それ以外は緊急性はない。

一般医の対応

外耳道の出血は、抗凝固薬を内服している場合を除き、自然に止血するので、ガーゼを耳に当て

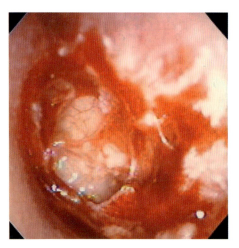

③ 左鼓膜穿孔
左鼓膜に大きな鼓膜穿孔を認める。出血もあり、ツチ骨柄をはっきりと確認できない。（写真提供：高橋優二）

る程度に留める。耳内にガーゼを詰めるなどの耳処置は、感染を引き起こす可能性があるので、基本的には行わない。出血量が多い場合にはボスミンガーゼを挿入して止血を行うが、留置せず抜去する。

　鼓膜穿孔は、小穿孔であれば多くは1ヵ月以内で自然閉鎖する。大穿孔は自然閉鎖しない可能性もあり、耳鼻咽喉科では1〜2ヵ月、穿孔の縮小を確認後、閉鎖術を行う[1]。

▶ 難聴・めまいがない場合

鎮痛薬などを処方し、後日紹介

疼痛があれば鎮痛剤を処方し、耳漏があれば抗菌薬（タリビッド®など）の点耳液を行う。耳漏は無いが、後日の感染が予想される場合には感染コントロールを目的に下記処方を行う。

【処方例】
アセトアミノフェン（カロナール®）疼痛時
1回 成人500mg・小児10mg/kg

L-ケフレックス® 顆粒　1000mg/日（感染コントロール目的）
タリビッド® 耳科用液　1日2回。臥位で患側耳を上にして1回6〜10滴点耳、10分間そのまま耳浴する。

▶ 難聴・めまいがある場合

すぐに紹介可能な場合は

長期安静・加療、緊急手術などが必要となる場合があるので、早急に耳鼻咽喉科に紹介する。

すぐに紹介できない場合は

めまいが強い場合には安静として、可能な限り早く耳鼻咽喉科に紹介を行う。

参考文献
1) 肥塚　泉：2. 外耳道・鼓膜外傷. 耳鼻咽喉科診療プラクティス13. 耳鼻咽喉科・頭頸部外科領域の外傷と異物, 56-61, 文光堂, 2004
2) 梅木　寛：第2章 5. 鼻出血, 異物（鼻・耳）, 鼓膜損傷への対応, レジデントノート 2014;16(11)増刊：83-93

● プライマリケアでよく出会う耳疾患

外耳道異物

頻度 ★☆☆　　緊急度 ★〜★★★　（異物の種類による）

⚠️ 小児で摘出困難が予想される場合は諦め、早めに耳鼻咽喉科に紹介する。

外耳道異物とは？

成人では昆虫、爪楊枝や綿棒の軸など、小児ではBB弾 、ビーズ玉、おもちゃの部品などが多い。まれではあるが、補聴器用などの小さなボタン型電池もある[1)]。

症状

- 異物感、耳痛、難聴、耳鳴、反射性咳嗽

植物性異物は吸湿して膨大し、耳痛を起こすこともある。昆虫は激痛と雑音がある。

問診

- 異物の種類
- 耳漏・耳痛・難聴の有無

診察所見

外耳道・鼓膜を観察し、異物の位置、鼓膜穿孔の有無を確認する。

検査所見

耳漏がある場合には細菌検査を検討する。

緊急度の評価は？

異物が刺激性のもの（昆虫、薬剤、電池など）でなければ基本的には緊急性はなく、後日耳鼻咽喉科受診でよい。

一般医の対応

鼓膜穿孔がなく、鼓膜が確認できるぐらいの小さなビーズなどの異物や薬剤であれば、微温湯（37℃の蒸留水または水道水）による耳洗浄が有効である。注射器に留置針の外筒やプラスチックカニューレを装着し ❷、耳介を牽引して外耳道入口部に外筒の先端を向けて水鉄砲のように水圧で押し流す ❸。ただし、外耳道に嵌頓している異物は奥に押し込んでしまう可能性がある。

ボタン型電池は直流低電圧や漏出した金属、電解質による組織障害の可能性があり緊急を要するが、耳洗浄は禁忌である[3)]。

BB弾など球形の異物は、柔らかい吸引カテーテルの先端を切って単孔にして吸い出す方法 ❹ や天然ゴム製のネラトンカテーテルチューブを用いた方法[4)] もあるが、小児の場合は押し込んでしまう可能性がある。

昆虫などの生物は、外耳道にオリーブ油、サラダ油あるいは8%キシロカイン®スプレーを多めに注入し、昆虫を窒息させた後に摘出する。

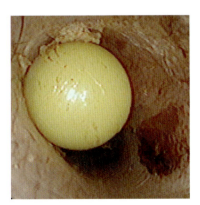

❶ 左外耳道異物（BB弾）
左外耳道にBB弾を認める。耳用フックにて摘出。

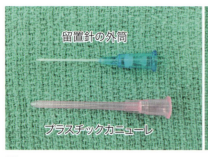
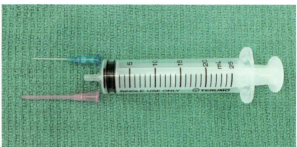

2 注射器の水圧で押し流す

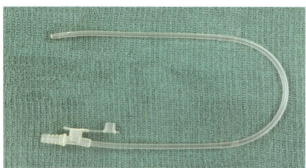
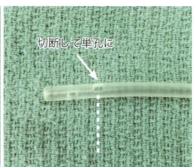

4 吸引カテーテルで吸い出す

摘出困難が予想される場合は、特に小児では後日耳鼻咽喉科での摘出の難易度が高くなるため諦めることも肝要である。

すぐに紹介可能な場合は

耳鼻咽喉科紹介

すぐに紹介できない場合は

上述の摘出法を試みる。摘出できない場合、疼痛があれば下記処方し耳鼻咽喉科に紹介。

【処方例】
カロナール® 成人 500mg・小児 10mg/日
（1日3〜4回）

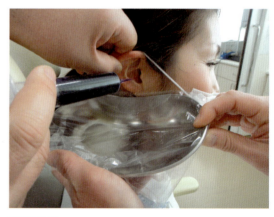

3 耳洗浄

耳介を牽引し、外筒の先端を外耳道入口部に向ける。奥まで挿入する必要はない。流れ出る洗浄液を膿盆などで受け止める。

参考文献

1) 梅木 寛：第2章 5.鼻出血，異物（鼻・耳），鼓膜損傷への対応．レジデントノート 2014；16(11)増刊；83-93
2) 中平光彦ほか：高齢者の補聴器用電池外耳道異物2症例．耳鼻臨床 1994；87(9)；1215-1221
3) 高木 明：外耳道異物の異物除去法．耳鼻臨床 2008；101(5)；410-411
4) 萩森伸一：外耳道・中耳異物．耳鼻臨床 2016；88(8)：542-550

●プライマリケアでよく出会う耳疾患

耳介血腫

頻度 ★☆☆　　緊急度 ★★☆

⚠️ 放置すると硬く瘢痕化し変形が残るので、早めに耳鼻咽喉科に紹介する。

耳介血腫とは？

皮下・軟骨膜下または軟骨内の血腫である。一般的に柔道、レスリングなどのコンタクトスポーツ競技者に多発し、慢性的な反復する機械的刺激によって発生するとされているが、発症原因が特定できない特発性耳介血腫も多い[1]。

繰り返すと皮下組織が線維化し、耳介が硬く瘢痕化し「柔道耳」などと呼ばれる変形をきたす。感染が加わると耳介軟骨膜炎や耳介膿瘍を形成し、治癒後にも耳介の醜形が残る[2]。

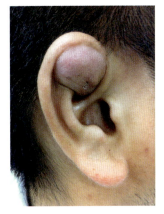

1 右耳介血腫
右舟状窩に波動を伴う青紫色の球形腫瘤を認める。

症状

耳介前面の上半部（舟状窩）に波動を伴う肌色〜青紫色の球形腫瘤が急に出現する **1**。無症状のことが多いが、感染を伴う場合は疼痛がある。

問診

罹病期間、症状の反復・耳痛の有無

診察所見

耳介を観察し、血腫の位置、耳介の発赤・腫脹の有無を確認する。

検査所見

耳介膿瘍形成を疑う場合は側頭骨CT・MRIなど画像検査を行うが、基本的には専門医に任せる。

緊急度の評価は？

基本的には緊急性はなく、後日耳鼻咽喉科受診でよい。

一般医の対応

発症から1〜2日までに耳介血腫の冷却を行うことで自然消退が期待できるとされているが、単純な穿刺排液のみで治癒することはほとんどなく、再発を繰り返すことが多い。穿刺を繰り返すと耳介の変形をきたすことが多い。変形をきたした場合は、軟骨の除去を含めた手術が必要となる場合がある。

▶ 血腫が小さい場合

すぐに紹介可能な場合は
なるべく早めに耳鼻咽喉科紹介

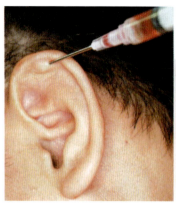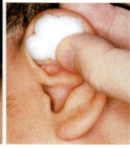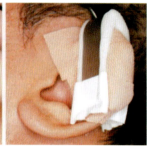

2 耳介血腫の穿刺圧迫の方法 （笠井 創：ENT 臨床フロンティア[1]より引用）
18G 針付き注射器で穿刺排液後、小綿球を詰め、耳介全体を滅菌ガーゼで被覆し、弾力絆創膏で固定する。
アルフェンス指用アルミ副子を二つ折りに折り曲げて、耳介の前後から圧迫固定する。

すぐに紹介できない場合は

疼痛を伴わない場合は 1 週間をめどに経過観察も可能だが、1 週間以上経過していれば、耳鼻咽喉科へ紹介する。感染による疼痛などがあれば下記を処方する。

【処方例】
サワシリン® 750mg/日 またはメイアクト MS® 300mg/日
カロナール® 成人 500mg・小児 10mg/日
（1 日 3〜4 回）

▶ 血腫が大きい場合

すぐに紹介可能な場合は

自然消退は困難なので、なるべく早めに耳鼻咽喉科に紹介する。

すぐに紹介できない場合は

穿刺排液、圧迫包交の方法は右を参照。穿刺を行った場合は鎮痛薬、抗菌薬を処方する。穿刺で血腫が消失しない場合は手術が必要となるので早めに紹介する。穿刺を行う際には、治療による耳介変形や医原性耳介軟骨膜炎などの可能性について十分な説明が必要。

▶ Advanced Lecture

18G 針付き注射器で穿刺排液を行い、圧迫包交を行う。可能なら穿刺予定箇所にペンレス®テープを貼付し、10 分後に穿刺する。

圧迫包交は、皮膚を保護するためリンデロン® VG 軟膏を塗布し、生理食塩水かイソジン®液に浸した小綿球を周囲の耳介から少し盛り上がった状態まで詰め、耳介全体を滅菌ガーゼで被覆し、弾力絆創膏で固定する。アルフェンス®指用アルミ副子を二つ折りに折り曲げて、耳介の前後から圧迫固定する 2。

2 日後に圧迫固定を一度解除する。波動を伴う腫脹があれば再度穿刺を行い、圧迫固定を繰り返す。排液がなければ、同様の圧迫固定のみを 1 週間続ける。

参考文献
1) 笠井 創：第 1 章 耳編，耳介血腫の取り扱い方，ENT 臨床フロンティア；耳鼻咽喉科の外来処置・外来小手術，2-9，中山書店，2012
2) 切替一郎原著：I. 耳科学各論，第 1 章 外耳疾患，1. 耳介疾患 2) 耳血腫，新耳鼻咽喉科学第 10 版，115，南山堂，2004
3) 山岨達也：耳血腫について―耳血腫破裂症例の報告および文献的考察．日耳鼻 1990；93：2028-2037

●プライマリケアでよく出会う耳疾患

難聴の種類、検査法

 伝音難聴と感音難聴を鑑別する。
プライマリケアでできる聴力検査法を理解する。

難聴の種類

　難聴は一般的に、伝音難聴、感音難聴、混合難聴に分けられる。

　伝音難聴は主に外耳道〜鼓膜〜中耳の伝音経路の障害で起こる。純音聴力検査で気導聴力閾値の上昇がみられるが、骨導聴力閾値は正常に保たれ、気導骨導差がみられる[1]。

　感音難聴は内耳〜聴神経〜大脳の聴覚中枢にいたる経路の障害で起こる。気導聴力閾値と骨導聴力閾値がほぼ一致して上昇し、気導骨導差がみられない。内耳性難聴と後迷路性難聴に分けられるが、大部分は内耳性のものである[1]。

　伝音難聴と感音難聴の性質を併せ持つのが混合難聴である。

　伝音難聴では、何らかの手段で内耳まで音を伝えれば音や言葉の聞き取りは良好な場合が多く、補聴器は聴力改善に有用なツールとなり得る。

　しかし感音難聴では、内耳の機能障害により周波数および時間分解能が低下している場合が多く、補聴器などで音圧を増幅しても語音弁別能（言葉の聞き取り）の改善には限界がある場合が多い。

原因

　伝音難聴をきたす主な疾患として、耳垢栓塞、中耳炎（急性、慢性、滲出性、癒着性、真珠腫性）、鼓室硬化症、耳硬化症などが挙げられる。

　感音難聴をきたす主な疾患としては、加齢性難聴、突発性難聴、メニエール病、その他の内耳障害（遺伝性、騒音性、音響性、外傷性、ウイルス性、薬剤性）などが挙げられる。

　また、中耳炎や耳硬化症では病勢の進展に伴って内耳機能が障害される場合があり、混合難聴を呈することがある。

プライマリケアで行える聴力検査

　プライマリケアでは音叉を用いた簡易聴力検査（Weber法，Rinne法）が有用で、伝音難聴と感音難聴の鑑別が可能である。音叉には何種類かあるが、c音叉（128 Hz）が汎用されている。

Weber法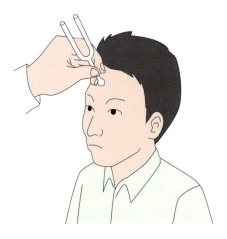

　音叉を鳴らし、柄の部分を前額部正中に立て、音がどちらの耳に偏って聞こえるかを検査する。一側耳に難聴がある場合、伝音難聴であれば音は患側へ、感音難聴であれば健側に偏って聞こえる。

1 Weber法

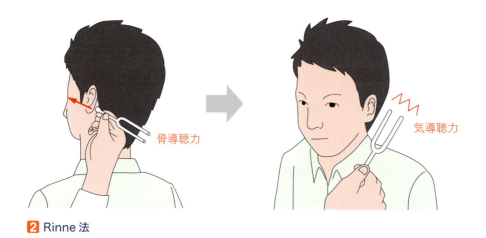

2 Rinne法

Rinne法 2

　音叉を鳴らし、柄の部分を耳介後方にある乳様突起に立て、骨導（骨に響いて聞こえる音）が聞こえなくなったらすぐにその音叉の振動端を外耳道入口部に近づけ、聞こえるかどうかを調べる（気導）。

　気導が長い場合（音叉を外耳道入口部に近づけて音が聞こえる場合）は Rinne 陽性、短い場合（音叉を外耳道入口部に近づけて音が聞こえない場合）は Rinne 陰性とする。健聴耳および感音難聴では Rinne 陽性となるが、伝音難聴の場合には Rinne 陰性となる。混合難聴では気導、骨導とも短くなるが、気導の方がより著しく短くなる[2]。

参考文献
1) 日本耳鼻咽喉科学会編：耳鼻咽喉科学用語解説集 2010
2) 切替一郎 原著，野村恭也 監，加我君孝 編：新耳鼻咽喉科学 第11版，南山堂，2012

●プライマリケアでよく出会う耳疾患

加齢性難聴

頻度 ★★★　　緊急度 ★☆☆

> 加齢に伴い徐々に進行する両側性感音難聴。
> 基本的に左右差はなく、高音域から始まって中音・低音域へも進行する。
> 次第に語音の弁別（言葉の聞き取り）が難しくなる。

加齢性難聴とは？

特に誘因はなく、加齢による生理的変化に伴う難聴である。原因として内耳の有毛細胞や血管条、ラセン神経節の萎縮・変性が推測されている。その機序は全身臓器の老化と同じく、フリーラジカル産生による酸化ストレスがミトコンドリアDNAを障害し、細胞がアポトーシスをきたす過程が考えられている[1]。

同年齢で比較すると、一般に男性の方が女性よりも聴力が悪い[2] 。

症状

難聴は高音域から始まり、進行に伴い中音〜低音域に及ぶが、個人差が大きい。難聴が進むにつれ、周波数分解能や時間分解能が低下し、特に騒音下での聞き取りや語音の弁別が難しくなる（音は聞こえるが、言葉が聞き取りにくくなる）[1]。日常会話では、周波数が高めである「か行」、「さ行」、「た行」、「は行」などの子音が聞き取りにくくなる。

問診

- 難聴が発症した状況（急に聞こえなくなったか、徐々に聞こえなくなったか）、誘因の有無
- 左右差の有無、言葉の聞き取りの程度

診察所見

鼓膜所見には問題ないことが多いが、耳垢栓塞や中耳炎、石灰化の有無などを確認する。

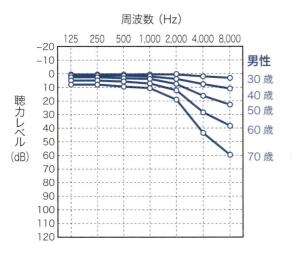
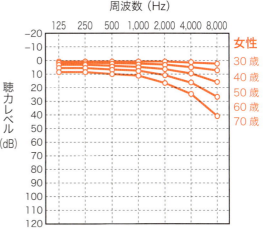

1 各年齢の聴力レベル中央値（内田育恵：ISO 7029：2000より算出[2]）

検査所見

　純音聴力検査では左右同程度の、高音漸傾型の感音難聴を呈する。

　語音明瞭度検査では、音を大きくしても正答率は 100% にはならない（感音難聴または後迷路性難聴の特徴）。

緊急度の評価は？

　加齢性難聴であれば緊急性はない。一般的に補聴器の装用で聴力が一部改善することが多く、本人または家族が希望する場合は耳鼻咽喉科または認定補聴器専門店への紹介が望ましい。

　耳鼻咽喉科にて外耳道の形状、鼓膜の評価、純音聴力閾値や語音弁別能の評価を行う。語音明瞭度検査で語音弁別能が著しく低い場合には、補聴器の装用効果が限定的なこともある。

参考文献
1) 越智　篤：器官別機能と老化による病態；聴覚. JOHNS 2012;28:1285-1289
2) 内田育恵：聴力. 下方浩史編, 高齢者検査基準値ガイド, 中央法規出版, 340-341, 2011
3) 小寺一興：補聴器の適応, 語音明瞭度と補聴器の効果と適応. 補聴器フィッティングの考え方, 診断と治療社, 1999

●プライマリケアでよく出会う耳疾患

補聴器

 補聴器装用の必要性を判断し、耳鼻咽喉科受診、または認定補聴器専門店での調整を勧める。
最高語音明瞭度が著しく低い場合には、補聴器の装用効果は限定的となる。

補聴器とは？

補聴器はマイクロホンで受けた音を増幅器で大きくしてイヤホンから出力する機器で、管理医療機器に分類される。基本的な構成はマイクロホン、増幅器、音量調整器、出力制御装置、イヤホン、電池などである。

現在主流となっているデジタル補聴器はマイクロホン、イヤホンに加え、A/D変換器、CPU、DSP（デジタルシグナルプロセッサ）、D/A変換器などで構成されている。

デジタル補聴器では、音の大きさ・音質の細かな調整、雑音の抑制、指向性の獲得、ハウリングの抑制などの複雑な信号処理が可能である[1]。

補聴器の種類[1]

その形状から、①ポケット型（箱型）、②耳かけ型、③耳あな型に分けられる。近年は機器の小型化が進んでおり、耳かけ型が選択される場合が多い。それぞれ次のような特徴がある。

ポケット型❶：本体とイヤホンがコードで接続されており、本体をポケットなどに入れて使用できる。操作が簡単なため、しばしば高齢者に勧められる。

耳かけ型❷：耳介にかけて使用する。多くの機能を組み込むことができ、操作は比較的簡単で扱いやすいため、汎用性に富む。近年小型化が進み、外見上目立ちにくくなっている。ワイヤレス

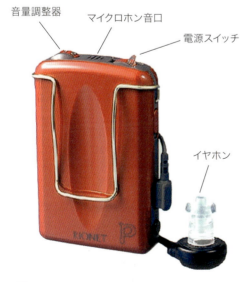

❶ ポケット型補聴器（リオン株式会社）

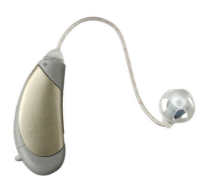

❷ 耳かけ型補聴器（リオン株式会社）

4 WHO グレード分類による聴力障害の重症度 (Mathers C, *et al.*, 2005[2])

重症度		良聴耳聴力レベル[a]	障害の状況	アドバイス
0	no impairment	≦25 dB	難聴による支障なし、またはごく軽度にとどまる。ささやき声も聞こえる	
1	slight impairment	26〜40 dB	1 m の距離からの普通音量の話声を聞き取ったり復唱することができる	カウンセリング。補聴器が必要な可能性もある
2	moderate impairment	41〜60 dB	1 m の距離からの大きめの音量の話声を聞き取ったり復唱することができる	通常、補聴器を勧める
3	severe impairment	61〜80 dB	良聴耳に叫ぶような大声で話されれば、部分的に聞き取れる	補聴器が必要。読唇や手話の併用
4	profound impairment including deafness	≧81 dB	叫ぶような大声で話された単語も聞き取れず理解できない	補聴器は単語理解の補助にはなるかもしれない。読唇、手話ほか追加的なリハビリテーションが必要である

a) 500、1000、2000、4000 Hz の閾値平均を基準とした良聴耳の聴力レベル

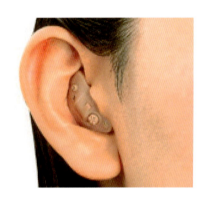

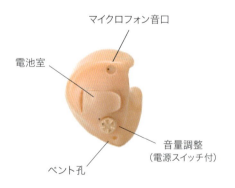

3 耳あな型補聴器（リオン株式会社）

で、発話者からの FM 電波を受信できる FM 補聴器もあり、これは主に難聴学級などで使用されている。

耳あな型 **3**：全体を外耳道にはめ込んで使用するため、審美的な利点がある。個々の外耳道の形状に合わせて作製するオーダーメイドが主流で、全体が完全に外耳道内に入ってしまう CIC 型（completely-in-the-canal）もある。

補聴器の適応

一般に良聴耳の聴力レベルが 40 dB（HL）以上の難聴であれば補聴器装用の適応とされる。年齢は問わず、乳児から高齢者まで、目的・状況に応じて装用の適応となる。聴力障害の重症度について、WHO のグレード分類を示す **4**。

両側難聴であれば両耳への装用が望ましいが、片耳装用の場合は、一般に良聴耳平均聴力レベルが 45 dB 未満であれば非良聴耳に、45 dB 以上の場合には良聴耳への装用が勧められる。また語音明瞭度の良い耳に装用するのが望ましい[3]。

装用にむけては、耳鼻咽喉科もしくは認定補聴器専門店（認定補聴器技能者が常勤し、補聴器販売の設備、器具の整備を含む審査基準を満たした店舗）への紹介が望ましい。最寄りの専門店は、公益財団法人テクノエイド協会のHP上で検索できる。

眼鏡店や通信販売など、専門店以外で比較的安価・手軽に購入することも可能だが、音響利得の不足（聞こえない）または過剰（うるさすぎる）、音漏れによるハウリング、定期的なメンテナンスの不備など不十分な調整のため、良い装用効果が得られず、結果的に補聴器の装用につながらない場合がしばしば見受けられるので、勧められない。

耳型を採取する場合には、印象剤による副損傷を避けるために、外耳道の形状（狭い、広い、耳の手術歴の有無など）、鼓膜の状態（鼓膜穿孔や鼓膜換気チューブの有無）の情報が重要である。耳鼻咽喉科ではさらに純音聴力検査、語音明瞭度検査を行う。

補聴器が最も効果的なのは伝音難聴である。高度の内耳性難聴、後迷路性難聴などで最高語音明瞭度（ことばの聞き取り）が低下している場合では、補聴器の効果は限定的となる[4]。

中耳炎などで耳漏がある場合には、補聴器装用による中耳炎増悪の可能性、また補聴器そのものの故障の原因にもつながることから、耳漏がおさまるまでは補聴器の装用を控える方がよい。

補聴器の装用が開始されても、耳垢の蓄積、聴力閾値の確認など、数ヵ月に一回程度の耳鼻咽喉科受診が望ましい。

身体障害者福祉法に基づき、身体障害者障害程度等級の対象（聴覚障害）となる方は、各市町村から補聴器の交付が受けられる。

参考文献
1) 切替一郎 原著, 野村恭也 監, 加我君孝 編：新耳鼻咽喉科学 第11版, 南山堂, 2012
2) Mathers C, *et al.*：Global burden of hearing loss in the year 2000. World Health Organization, 2005
3) 内田育恵ら：老人性難聴・耳鳴. ENT臨床フロンティア；子どもを診る 高齢者を診る, 260-270, 中山書店, 2014
4) 竹腰英樹：どのような時に補聴器が必要か？ *ENTONI* 2012;144:133-136

● プライマリケアでよく出会う耳疾患

突発性難聴

頻度 ★☆☆　　緊急度 ★★★

 急性発症の難聴では突発性難聴を疑う。
発症早期（1週間以内）のステロイド投与が重要。

突発性難聴とは？

突然発症する原因不明の高度難聴で、3割程度の症例でめまいを伴う。めまいを併発する症例では内耳障害の程度が強い場合が多い。

原因としてウイルス感染や内耳の循環障害などが推測されているが、不明な部分が多い。

年間発症頻度は人口10万人あたり60人程度で、50～70歳代に多い[1]。

原因不明であるため、検査で他の原因を否定して初めて診断が可能となる。

問診

- 難聴の発症がいつか。突然発症するため、発症時刻を詳細に覚えている場合が多い。
- めまい・耳痛・顔面神経麻痺の有無。耳痛、顔面神経麻痺を訴える場合にはハント症候群も考える。
- めまいを伴う場合にはめまい症状が強い場合が多く、めまいとしてしばらく入院治療を受け、落ち着いた後に聞こえが悪いことに気づき、耳鼻咽喉科に紹介される場合もある。
- 難聴・耳鳴・耳閉感以外の神経症状の有無。前

1 突発性難聴の診断基準 (厚生省特定疾患急性高度難聴調査研究班, 1973年)

Ⅰ．主症状
1. 突然の難聴
2. 高度な感音難聴
3. 原因が不明、または不確実つまり原因が明白でないこと
Ⅱ．副症状
1. 耳鳴：難聴の発生と前後して耳鳴を生ずることがある
2. めまい、および吐き気、嘔吐：難聴の発生と前後してめまいや吐き気、嘔吐を伴うことがあるが、めまい発作を繰り返すことはない
診断基準
確実例：Ⅰ主症状，Ⅱ副症状の全条件を満たすもの 疑い例：主症状の1，2の事項を満たすもの 参　考　1) recruitment現象*の有無は一定せず 　　　　2) 聴力の改善悪化の繰り返しはない 　　　　3) 一側性の場合が多いが両側性に同時に罹患する例もある 　　　　4) 第Ⅷ脳神経以外に顕著な神経症状を伴うことはない

* 補充現象ともいう。音が少しでも強くなると、音が大きく聞こえる現象。

下小脳動脈領域梗塞の初発症状の可能性もあるが、この場合にはめまい、同側の顔面神経麻痺、難聴、小脳性運動失調、対側半身の感覚解離などを随伴することが多い。
- 強く鼻をかんだり、重いものを持ち上げようと力んだりした後の発症ではないか（外リンパ瘻との鑑別）。

鑑別疾患として、外リンパ瘻、ムンプス難聴、ハント症候群、メニエール病（初回発作との鑑別は難しい）、機能性難聴、聴神経腫瘍、急性音響外傷、脳血管障害、急性低音障害型感音難聴、耳垢栓塞などが挙げられる[2]。

診察所見

鼓膜所見は特に問題ない場合が多いが、耳垢栓塞、中耳炎、外耳道・鼓膜の水疱（ハント症候群の可能性）の有無などを確認する。

眼振の有無（あればその向きも）を確認する。めまいを伴う場合には、通常、健側に向かう眼振が見られる。

標準純音聴力検査では患側の高度感音難聴を呈する。Weber法では音は健側に偏倚し、Rinne法では患側で陽性となる。

緊急度の評価は？

早期治療が重要であり、発症後1週間以内の治療開始が望まれる。

時間外、夜間などでは翌日耳鼻咽喉科紹介でよいと思われるが、日中であればなるべく早めに紹介する。

一般医の対応

すぐに紹介可能な場合は
即日、耳鼻咽喉科紹介

すぐに紹介できない場合は
プレドニン内服。概ね1 mg/kg/dayから開始し、2日おき程度で漸減する。糖尿病や胃潰瘍、肝炎などの既往に注意する。
可能な限り早急に耳鼻咽喉科紹介

参考文献
1) 中島 務：突発性難聴の疫学. 耳鼻咽喉・頭頸部外科 2015；87：558-563
2) 梅木 寛：突発性難聴への対応. レジデントノート 2014；16：2041-2046

● プライマリケアでよく出会う耳疾患

外リンパ瘻

頻度 ★☆☆　　緊急度 ★★★

 内耳の前庭窓、蝸牛窓に微小瘻孔が生じ、外リンパが漏出することで急性感音難聴、めまい、耳鳴などの症状を生じる。
初期の保存的治療としては、鼻かみや、いきむような行動を控え、頭部を30度挙上した姿勢で安静を保つ。

外リンパ瘻とは？

前庭窓や蝸牛窓が機械的に破綻し、微小な内耳瘻孔が生じて外リンパが中耳側に漏出することで、難聴、めまい、耳鳴などの症状が生じる。

破綻の原因は、鼓室圧や髄液圧が急激に上昇する状況（いきむ、鼻をかむ、咳・くしゃみ、バルサルバ法など）、炎症、外傷、奇形などである。

20％程度で蝸牛症状（難聴、耳鳴、耳閉感）が反復し[1]、その場合にはメニエール病との鑑別が困難となる。

確定診断は、耳鼻咽喉科にて試験的鼓室開放を行い外リンパ漏出を直接確認する。

症状

症状としては難聴、耳鳴、耳閉感が多く、めまいを伴うものは半数程度とされる[2]。症状は進行性や反復するものもあり、その場合にはメニエール病との鑑別が難しくなる。めまいは回転性よりもふらつきを訴えることが多い。

水が流れるような音の耳鳴を訴える場合もある。

問診

発症前に、上述のような鼓室圧・髄液圧が急激に上昇するエピソードがなかったかどうかを丁寧に問診する。

診察所見

鼓膜所見は特に問題ないことが多いが、外傷や中耳炎の有無を確認する。

検査所見

純音聴力検査では混合難聴を呈することが多い。混合難聴の場合、音叉を用いたRinne法では気導、骨導とも短くなるが、気導の方がより著しく短くなる[3]。

頭位眼振検査で、患側が下になる頭位で患側に向かう眼振がみられることが多い[2]。

緊急度の評価は？

診断が疑われたら、安静を保つよう勧め、できるだけ早期に耳鼻咽喉科へ紹介することが望ましい。

保存的治療で難聴やめまいが改善しない場合、また安静の解除により症状が再燃する場合には、外科的治療として試験的鼓室開放を行い、外リンパの漏出部を確認、閉鎖する。

一般医の対応

すぐに紹介可能な場合は
早急に耳鼻咽喉科紹介

1 診断のフローチャート　（池園哲郎：ENT 臨床フロンティア[4]より引用）

病歴：発症の誘因となる事象が重要である
　A：外傷、中耳・内耳疾患（真珠腫、腫瘍、奇形、半規管裂隙など）、中耳・内耳手術など
　B：外因性の圧外傷（爆風、ダイビング、飛行機搭乗など）
　C：内因性の誘因（鼻かみ、くしゃみ、重量物運搬、力みなど）
　D：明らかな原因、誘因がないもの（idiopathic）

↓

症状：誘因に引き続いて難聴、耳鳴、耳閉塞感、めまい、平衡障害、ポップ音

↓

カテゴリーによる大まかな傾向

	A・B	C・D
鼓膜	多様。外傷を示唆する穿孔・発赤・出血・血腫、炎症。真珠腫や腫瘍	正常〜まれに中耳出血、炎症
純音聴力	通常は混合難聴	通常は感音難聴、変動・進行・突発性
画像	外傷所見・真珠腫・炎症・奇形	まれだが迷路気腫
眼振	前庭障害を示唆する眼振	

↓

確定診断：
- 顕微鏡や内視鏡による瘻孔の確認
- 中耳からCTPが検出できたもの

CTP：cochlin-tomoprotein

Yes → 外リンパ瘻　確定診断 → 瘻孔閉鎖などの手術治療 or 保存治療

No → 鑑別：
- 内耳震盪　　音響外傷など
- 聴神経腫瘍　ウイルス性
　　　　　　　自己免疫性・遺伝性など
- 特発性疾患　突発性難聴
　　　　　　　メニエール病など

すぐに紹介できない場合は

急性難聴を呈する場合には突発性難聴の治療に準じてステロイドを投与し、頭部を30度挙上のうえ、安静を指示する。

参考文献

1) 深谷　卓ほか：外リンパ瘻—メニエール病との鑑別診断．日耳鼻 1990；93：2009-2013
2) 水田啓介：内リンパ水腫をきたす疾患．*ENTONI* 2007；81：67-72
3) 切替一郎 原著，野村恭也 監，加我君孝 編：新耳鼻咽喉科学 第11版，南山堂，2012
4) 池園哲郎：外リンパ瘻診断のポイント．ENT 臨床フロンティア；急性難聴の鑑別とその対処，122-129，中山書店，2012

●プライマリケアでよく出会う耳疾患

騒音性難聴

頻度 ★★☆　　緊急度 ★★☆（慢性と急性で異なる）

> ⚠ 初めに4000Hz付近で難聴が生じやすく（C^5 dip）、難聴が中低音域に広がっていく。
> 急な強大音曝露で生じる急性騒音性難聴と、ある程度以上の音に一定期間曝露されることで生じる慢性騒音性難聴がある。

騒音性難聴とは？

騒音（強大音曝露）によって生じる感音難聴である。音響性聴力障害は概ね85dB SPL以上の騒音曝露により生じる[2]。85dBを超えるような強大音曝露によりまず一過性の急性騒音性難聴が生じ、強大音を長時間または繰り返し聞くことにより永続的な難聴を生じる[2]。

耳栓なしでのうるさい職場環境、イヤホン・ヘッドホンなどで大音量の音楽を聴く、習慣的なパチンコなどで起こりやすい。

初めに4000Hz付近で難聴が生じる理由として、音響曝露時に蝸牛基底板の振幅が最も大きいのが4000Hz付近であるからとされている[3]。

 音のデシベルレベルと音響からの防御　（NIDCD[4,5]を元に作成）

音圧レベル (dB SPL)	音の種類	音響からの防御
150	爆竹	常に耳を防御する
150	射撃音	常に耳を防御する
140	ジェットエンジンの離陸音	近くにいたら耳栓をする
130	スターティング・ピストル	耳栓をする
120	救急車や消防車のサイレン	耳を塞ぐ
110	コンサート会場	耳を防御する
110	削岩機	耳を防御する
105	ステレオの最大ボリューム	このレベルで長時間聞くと耳をいためるので、ボリュームを下げる
100	パワードリルなどの電動工具	15分以上続けるときは耳栓をする
100	剣道の面打ち	15分以上続けるときは耳栓をする
95	オートバイ	耳を防御する
90	強力な芝刈り機	耳栓をする
90	耳元で大きな声でどなる	耳を手で塞ぐ
85	街頭の騒音	近くにいたり長くいるときはケアを
75	皿洗い機の音	聞こえにリスクはない
70	大きめの会話音（1m）	聞こえにリスクはない
60	通常の会話音（1m）	聞こえにリスクはない
50	離れた会話音（3m）	聞こえにリスクはない
45	冷蔵庫の音	聞こえにリスクはない
30	ささやき声	聞こえにリスクはない

症状

難聴が軽度の場合、初期には難聴の自覚は乏しいが、聴力障害が進行するにつれ高音、中低音域の難聴が生じ、会話の聞き取りにくさや耳鳴が自覚されるようになる。

問診

どんな大きさの音を、音源からどのくらいの近さで、どのくらいの時間聞いたのかを確認することが重要である。職場環境、イヤホン・ヘッドホンの使用状況、パチンコなどの嗜好を確認する。

診察所見

鼓膜所見は正常なことが多い。難聴以外の神経症状は伴わない。

検査所見

標準純音聴力検査で4000Hzで聴力閾値（気導、骨導とも）の上昇が見られる（C^5 dip）。

緊急度の評価は？

急性難聴の場合は、治療は突発性難聴に準ずるため、早めに耳鼻咽喉科へ紹介する。急性難聴でなければ、緊急性は少ない。

一般医の対応

すぐに紹介できない場合は

急性発症の場合は早急に耳鼻咽喉科に紹介する。そうでなければ急がなくてもよい。

参考文献

1) 日本耳鼻咽喉科学会編：耳鼻咽喉科学用語解説集，2010
2) 志多 亨，調所廣之：音響外傷・騒音性難聴．CLIENT21（6）聴覚，396-413，中山書店，2000
3) 飯野ゆき子：音響による聴覚障害の基礎－病理組織学的所見．JOHNS 2006；22：955-960
4) NIDCD：http://www.nidcd.nih.gov/health/wise/Pages/Default.aspx
5) 神田幸彦：音響外傷．最適なプライマリケアは？ ENT臨床フロンティア；急性難聴の鑑別とその対処，248-253，中山書店，2012

第2章

プライマリケアでよく出会う
鼻疾患

- 鼻鏡の持ち方・使い方 ... 54
- 鼻内所見の見方・書き方 ... 56
- アレルギー性鼻炎 ... 58
- 鼻出血 ... 62
- 急性鼻副鼻腔炎 ... 66
- 慢性副鼻腔炎 ... 69
- 術後性副鼻腔嚢胞 ... 72
- 鼻腔異物 ... 74
- 嗅覚障害 ... 76
- 味覚障害 ... 79

●プライマリケアでよく出会う鼻疾患

鼻鏡の持ち方・使い方

> ⚠️ 鼻鏡の持ち方・使い方次第で、鼻腔の観察は容易となる。

鼻鏡とは？

鼻鏡は2枚の金属板と板ばねからできており、外鼻孔に挿入し開いて鼻腔内を観察する器具である。耳の診察と同様に光源としてヘッドライトなどが必要となる。鼻鏡の大きさは大小種々あるが、ウェルチアレン社の光源付き拡大耳鏡（マクロビュー™など）でも代用可能である。

鼻鏡の挿入とそのポイント

左手で持ち鼻腔内に挿入する。<u>人差し指を観察する外鼻孔の鼻翼におき、親指を鼻鏡の下側の金属板に添え、中指と薬指で握り開くことによって外鼻孔が広がる</u>。鼻鏡を深く入れすぎると、視野が狭くなり、キーゼルバッハ部位を傷つける恐れがある。

前鼻鏡検査

鼻鏡を用いた検査（前鼻鏡検査）では、患者の頭の位置を第1頭位、第2頭位と変えて鼻腔内の観察を行う。

第1頭位では坐位で患者の頭位を垂直にして、前鼻底、下鼻甲介、下鼻道、総鼻道などが観察できる。第2頭位では患者の頭位を後屈させ、嗅裂、中鼻甲介、中鼻道などが観察できる。

参考文献

1) 洲崎春海：1. 鼻鏡検査 II章/C 診察法・検査, SUCCESS 耳鼻咽喉科, 95-96, 金原出版, 2007
2) 小林武夫：3. 鼻の診察 1章 視診・触診, 新図解耳鼻咽喉科検査法, 12-13, 金原出版, 2000

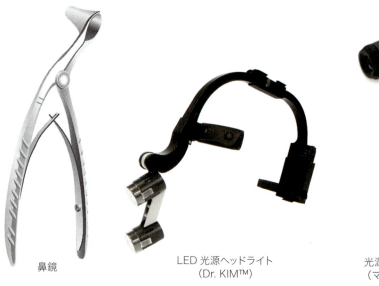
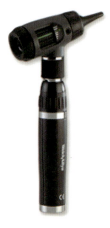

鼻鏡　　　LED 光源ヘッドライト　　光源付き拡大耳鏡
　　　　　（Dr. KIM™）　　　　　（マクロビュー™）

1 鼻の診察器具

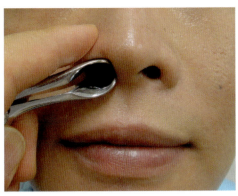
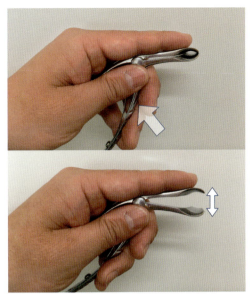

2 鼻鏡の持ち方・使い方

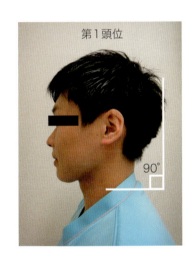
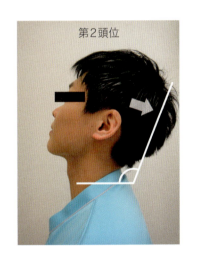

第1頭位　　　　　　　　　第2頭位

- 嗅裂
- 中鼻道
- 中鼻甲介
- 鼻中隔下端
- 下鼻甲介
- 下鼻道
- 総鼻道

第1頭位　　　　　　　　第2頭位
（鼻腔下端が見える）　　（鼻腔上端が見える）

3 前鼻鏡検査

鼻疾患　鼻鏡の持ち方・使い方

●プライマリケアでよく出会う鼻疾患

鼻内所見の見方・書き方

 鼻内所見は左右をまとめて記載すること。

鼻腔の観察

　鼻鏡を用いて鼻粘膜の性状、分泌物の性状、腫瘍、鼻茸（鼻ポリープ）、出血、鼻中隔弯曲の有無などをチェックする。

　正常な鼻粘膜は濃桃色であるが、一般的に炎症があれば発赤し、膿性の分泌物が認められ、アレルギー性であれば蒼白で腫脹して、水溶性分泌物を認める。

鼻内所見の書き方

　まずは正常構造を下書きし、それに追記する形で鼻甲介の形状、鼻漏、出血、鼻茸や鼻中隔弯曲などの所見を記載する。慣れてくると、下書きが無い状態でも記載できるようになる。

　鼻中隔穿孔や鼻中隔弯曲などが視覚的に見やすいので、鼻内所見は左右を一緒に記載を行う。

参考文献
1) 洲崎春海：1.鼻鏡検査 Ⅱ章 /C 診察法・検査，SUCCESS 耳鼻咽喉科，95-96，金原出版，2007
2) 小林武夫：3.鼻の診察 1 章 視診・触診，新図解耳鼻咽喉科検査法，12-13，金原出版，2000

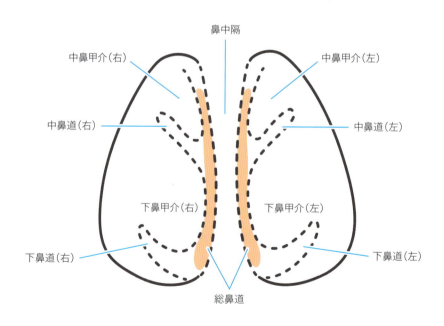

1 鼻内所見の下書き
鼻甲介と鼻中隔の間を総鼻道といい、各鼻甲介との間に鼻道がある。
上鼻甲介および上鼻道は直視下には観察できないため、この下書きには記載されていない。

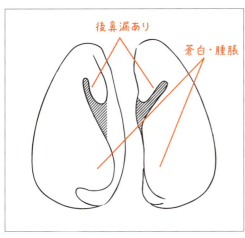
後鼻漏・アレルギー性鼻炎

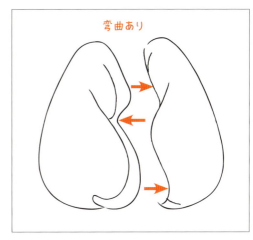
鼻中隔弯曲

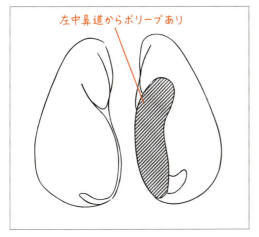
左鼻ポリープ

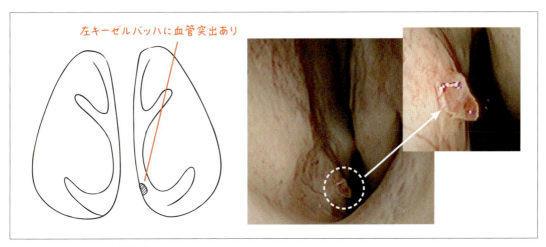
左鼻出血

2 鼻内所見の記載例

下書きを参考にして、左右両側の所見を記載する。

● プライマリケアでよく出会う鼻疾患

アレルギー性鼻炎

頻度 ★★★　　緊急度 ★☆☆

⚠️ 第2世代抗ヒスタミン薬の内服は、眠気やインペアード・パフォーマンスを考慮する。

アレルギー性鼻炎とは？

　発作性反復性のくしゃみ、水様性鼻漏、鼻閉を3主徴とする鼻粘膜のⅠ型アレルギー。通年性と季節性があり、後者の代表に花粉症がある。

　原因抗原は多彩で、通年性ではハウスダスト（ダニ）、季節性ではスギ・ヒノキ・カモガヤ・ブタクサなどの花粉が中心である。

　症状の重症度と病型の組み合わせを考えて治療法を選択する **1**〜**4**。

症状

　発作性反復性のくしゃみ、水様性鼻漏、鼻閉、眼の瘙痒感、流涙、眼周囲の発赤・腫脹。

問診

- 鼻症状の種類・程度・頻度
- 発症年齢、好発時期、合併症
- アレルギー既往歴、家族歴、鼻炎の治療歴

診察所見

　鼻腔・口腔を十分に診察する（副鼻腔炎、鼻茸、鼻中隔弯曲症、急性鼻炎との鑑別や合併を知るために重要）。

　典型的な通年性アレルギー性鼻炎では鼻粘膜は蒼白で浮腫性に腫脹しており、水様性鼻漏がみられる。花粉症では鼻粘膜が発赤して見えることがあるが、非発作期はほとんど正常所見である。

1 アレルギー性鼻炎の治療

①患者とのコミュニケーション
②抗原の除去と回避 　• ダニ：清掃、除湿、防ダニふとんカバーなど 　• 花粉：マスク、メガネなど
③薬物療法 　• ケミカルメディエーター受容体拮抗薬（抗ヒスタミン薬、抗ロイコトリエン薬、抗プロスタグランジン D_2・トロンボキサン A_2 薬）（鼻噴霧用、経口） 　• ケミカルメディエーター遊離抑制薬（鼻噴霧用、経口） 　• Th2 サイトカイン阻害薬（経口） 　• ステロイド薬（鼻噴霧用、経口） 　• 点鼻用血管収縮薬（α交感神経刺激薬） 　• その他
④アレルゲン免疫療法（皮下、舌下）
⑤手術療法 　• 凝固壊死法（高周波電気凝固法、レーザー法、トリクロール酢酸法など） 　• 切除（鼻腔整復術、下鼻甲介粘膜広範切除術など） 　• Vidian 神経切断術、後鼻神経切断術

2 アレルギー性鼻炎の重症度と病型分類 (鼻アレルギー診療ガイドライン 2016 年版[1])より引用)

程度および重症度		くしゃみ発作または鼻漏*				
		ﬞ	ﬞ	ﬞ	+	−
鼻閉	ﬞ	最重症	最重症	最重症	最重症	最重症
	ﬞ	最重症	重症	重症	重症	重症
	ﬞ	最重症	重症	中等症	中等症	中等症
	+	最重症	重症	中等症	軽症	軽症
	−	最重症	重症	中等症	軽症	無症状

*くしゃみか鼻漏の強い方をとる。　　□ くしゃみ・鼻漏型　　□ 鼻閉型　　□ 充全型

従来の分類では、重症、中等症、軽症である。スギ花粉飛散の多いときは重症で律しきれない症状も起こるので、最重症を入れてある。

各症状の程度は以下とする(通年性の場合は (ﬞ) までの評価とする)

種類　　程度	ﬞ	ﬞ	ﬞ	+	−
くしゃみ発作 (1日の平均発作回数)	21回以上	20〜11回	10〜6回	5〜1回	+未満
鼻汁 (1日の平均擤鼻回数)	21回以上	20〜11回	10〜6回	5〜1回	+未満
鼻閉	1日中完全に つまっている	鼻閉が非常に強く、 口呼吸が1日のうち、 かなりの時間あり	鼻閉が強く、口呼 吸が1日のうち、 ときどきあり	口呼吸は 全くないが 鼻閉あり	+未満
日常生活の支障度*	全くできない	手につかないほど 苦しい	(ﬞ) と (+) の中間	あまり 差し支えない	+未満

*日常生活の支障度:仕事、勉学、家事、睡眠、外出などへの支障

3 重症度に応じた通年性アレルギー性鼻炎の治療 (鼻アレルギー診療ガイドライン 2016 年版[1])より引用)

重症度	軽症	中等症		重症	
病型		くしゃみ・鼻漏型	鼻閉型または鼻閉を 主とする充全型	くしゃみ・鼻漏型	鼻閉型または鼻閉を 主とする充全型
治療	①第2世代抗ヒスタ ミン薬 ②遊離抑制薬 ③Th2 サイトカイン 阻害薬 ④鼻噴霧用ステロイ ド薬 ①、②、③、④のいず れか1つ。	①第2世代抗ヒスタ ミン薬 ②遊離抑制薬 ③鼻噴霧用ステロイ ド薬 ①、②、③のいずれか 1つ。 必要に応じて①また は②に③を併用する。	①抗 LTs 薬 ②抗 PGD₂・TXA₂ 薬 ③Th2 サイトカイン 阻害薬 ④第2世代抗ヒスタ ミン薬・血管収縮 薬配合剤 ⑤鼻噴霧用ステロイ ド薬 ①、②、③、④、⑤の いずれか1つ。 必要に応じて①、②、 ③に⑤を併用する。	鼻噴霧用 ステロイド薬 ＋ 第2世代 抗ヒスタミン薬	鼻噴霧用 ステロイド薬 ＋ 抗 LTs 薬または 抗 PGD₂・TXA₂ 薬 もしくは 第2世代 抗ヒスタミン薬・ 血管収縮薬配合剤 必要に応じて点鼻用 血管収縮薬を治療開 始時の1〜2週間に 限って用いる。
			鼻閉型で鼻腔形態異常を伴う症例では手術		
	アレルゲン免疫療法				
	抗原除去・回避				

症状が改善してもすぐには投薬を中止せず、数ヵ月の安定を確かめて、ステップダウンしていく。
遊離抑制薬:ケミカルメディエーター遊離抑制薬
抗 LTs 薬:抗ロイコトリエン薬
抗 PGD₂・TXA₂ 薬:抗プロスタグランジン D₂・トロンボキサン A₂ 薬

4 重症度に応じた花粉症の治療法の選択 （鼻アレルギー診療ガイドライン2016年版[1]）より引用）

重症度	初期療法	軽症	中等症		重症	
病型			くしゃみ・鼻漏型	鼻閉型または鼻閉を主とする充全型	くしゃみ・鼻漏型	鼻閉型または鼻閉を主とする充全型
治療	①第2世代抗ヒスタミン薬 ②遊離抑制薬 ③抗LTs薬 ④抗PGD$_2$・TXA$_2$薬 ⑤Th2サイトカイン阻害薬 ⑥鼻噴霧用ステロイド薬 くしゃみ・鼻漏型には①、②、⑥。鼻閉型または鼻閉を主とする充全型には③、④、⑤、⑥のいずれか1つ。	①第2世代抗ヒスタミン薬 ②遊離抑制薬 ③抗LTs薬 ④抗PGD$_2$・TXA$_2$薬 ⑤Th2サイトカイン阻害薬 ⑥鼻噴霧用ステロイド薬 ①〜⑥のいずれか1つ。 ①〜⑤で治療を開始したときは必要に応じて⑥を追加。	第2世代抗ヒスタミン薬 ＋ 鼻噴霧用ステロイド薬	抗LTs薬または抗PGD$_2$・TXA$_2$薬 ＋ 鼻噴霧用ステロイド薬 ＋ 第2世代抗ヒスタミン薬 もしくは 第2世代抗ヒスタミン薬・血管収縮薬配合剤 ＋ 鼻噴霧用ステロイド薬	鼻噴霧用ステロイド薬 ＋ 第2世代抗ヒスタミン薬	鼻噴霧用ステロイド薬 ＋ 抗LTs薬または抗PGD$_2$・TXA$_2$薬 ＋ 第2世代抗ヒスタミン薬 もしくは 鼻噴霧用ステロイド薬 ＋ 第2世代抗ヒスタミン薬・血管収縮薬配合剤 必要に応じて点鼻用血管収縮薬を1〜2週間に限って用いる。 症状が特に強い症例では経口ステロイド薬を4〜7日間処方する。
		点眼用抗ヒスタミン薬または遊離抑制薬			点眼用抗ヒスタミン薬、遊離抑制薬またはステロイド薬	
					鼻閉型で鼻腔形態異常を伴う症例では手術	
		アレルゲン免疫療法				
		抗原除去・回避				

初期療法は本格的花粉飛散期の導入のためなので、よほど花粉飛散の少ない年以外は重症度に応じて季節中の治療に早目に切り替える。
遊離抑制薬：ケミカルメディエーター遊離抑制薬
抗LTs薬：抗ロイコトリエン薬
抗PGD$_2$・TXA$_2$薬：抗プロスタグランジンD$_2$・トロンボキサンA$_2$薬

検査所見

症状の3主徴と鼻汁好酸球検査、皮膚テスト（または血清特異的IgE抗体検査）、鼻粘膜誘発反応の2つ以上が陽性ならばアレルギー性鼻炎と確定できるが、一般医では困難な検査もあり、基本的には専門医にまかせる。

血清特異的IgE抗体検査はイムノキャップラピッド®などの検査キットがあり、一般医でも実施可能であるが、この検査単独で確定診断はできない。

緊急度の評価は？

緊急度は低いが、薬物療法を行っても改善がみられない場合には耳鼻咽喉科医に紹介する。

5 抗ヒスタミン薬のH₁受容体占拠率による脳内移行性の評価 （谷内一彦：日耳鼻[2]）より引用）

^{11}Cドキセピン-PETによる抗ヒスタミン薬のH₁受容体占拠率を示す。H₁受容体占拠率はその薬剤の脳内移行性を示し、鎮静作用の強さに比例する。第2世代抗ヒスタミン薬でもかなりH₁受容体占拠率が違い、第2世代のケトチフェンは第1世代のジフェンヒドラミンより高度に脳内に移行する。

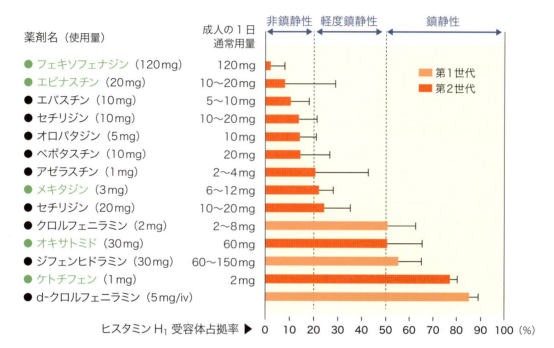

緑文字は小児への適応が添付文書に明記

一般医の対応

鼻腔・口腔を診察し、膿性鼻漏を認める場合は細菌検査を行う。可能であれば血清特異的IgE抗体検査も行う。

治療の中心は第2世代抗ヒスタミン薬の内服とステロイド点鼻であるが、内服に関して最近は抗ヒスタミン薬による眠気やインペアード・パフォーマンス（集中力や判断力、作業能率の低下）を考慮し、非鎮静性の薬剤が選ばれる 5。

すぐに紹介可能な場合は

耳鼻咽喉科紹介

すぐに紹介できない場合は

【処方例】
ザイザル® 5mg/日
アラミスト® 点鼻液　1日1回　1回2噴霧
上記処方し、改善なければ耳鼻咽喉科紹介

参考文献
1) 鼻アレルギー診療ガイドライン作成委員会：鼻アレルギー診療ガイドライン2016年版
2) 谷内一彦：他領域からのトピックス，抗ヒスタミン薬の薬理学．日耳鼻 2009;112:99-103
3) 洲崎春海：3. アレルギー性鼻炎 II章 /E 副鼻腔の疾患．SUCCESS 耳鼻咽喉科, 100-105, 金原出版, 2007

● プライマリケアでよく出会う鼻疾患

鼻出血

頻度 ★★★　　緊急度 ★★☆

⚠ 慌てず騒がず、まずは圧迫止血から行う。

鼻出血とは？

日常診療でしばしば遭遇するが、慌てずに出血の部位を確認し確実に止血操作を行うことが重要である。

鼻出血の約80％は鼻腔前方のキーゼルバッハ（Kiesselbach）部位（Little部位ともいう）からの出血である 。

原因疾患が認められない特発性鼻出血がほとんどであるが、まれに悪性腫瘍、血液疾患、オスラー病などの基礎疾患が原因となる場合があるので、鼻出血を繰り返す例では注意が必要である。

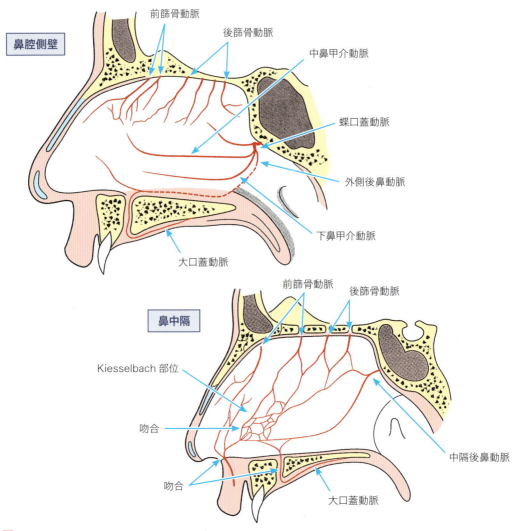

1 鼻腔の支配血管　（夜陣紘治ら：ENTONI[1]より引用改変）

症状

鼻出血、嘔気・嘔吐、血便

問診

- 出血の程度（量）と頻度
- 患側（左右）の確認、咽頭への流れ込みの有無
- 誘因（原因）、基礎疾患の有無
- ワーファリンなどの抗凝固薬内服の有無
- その他治療既往の有無、薬剤アレルギーの有無

診察所見

鼻腔、口腔を観察する。多量の出血または鼻腔後方の出血の場合、咽頭への流下がみられ、また両側の出血を訴えることがある。

検査所見

バイタルチェック、採血（検血・生化・凝固）

緊急度の評価は？

後述の処置を行っても止血困難なときは、早急に耳鼻咽喉科へ紹介した方がよい。

一般医の対応

出血が持続している場合には、坐位で下方へ顔を向け、咽頭に流れ落ちる血液は必ず喀出させる。臥床させる場合は側臥位とする。

次に、片方または両方の小鼻（鼻翼）を押して圧迫止血法（ピンチング）を行う **2**。前方の出血であれば、5～10分間の圧迫で止血できる場合もある。受診した時にすでに止血している症例も多いが、圧迫止血法を指導する。

出血の持続があればバイタルチェック、静脈ルート確保を行う。

> **すぐに紹介可能な場合は**
> 圧迫止血法を指導し、耳鼻咽喉科紹介

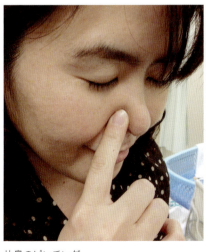

片鼻のピンチング

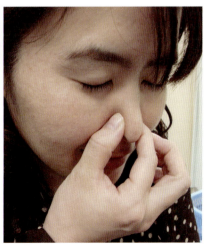

両鼻のピンチング

2 圧迫止血法

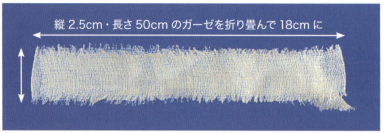

縦 2.5cm・長さ 50cm のガーゼを折り畳んで 18cm に

ボスミン® 外用液 0.1% と 4% キシロカイン® の 1：9 混合液に浸して使用

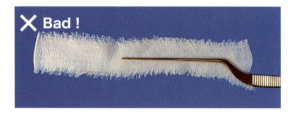

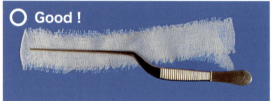

ガーゼの先端を鼻用鑷子の先端で把持する

3 鼻腔タンポンガーゼ留置

ボスミン・キシロカインガーゼを鼻腔内に詰めて止血を行う。
長期留置用のガーゼには抗菌薬軟膏を塗布しておくことが重要。

すぐに紹介できない場合は

圧迫止血法で止血不可能な場合は、鼻腔タンポンガーゼ留置 3 を行う。

鼻腔タンポンガーゼ留置による止血が困難な大量出血で、鼻腔後方からの出血が予想される場合や耳鼻咽喉科の処置が緊急で行えない場合にはフォーリーカテーテルを用いたバルーン止血法 4 を行う（Advanced Lecture 参照）。

鼻腔タンポンガーゼ留置は最低でも 3 日間は行う。Toxic shock syndrome 予防と抜去時の癒着防止のために、留置するガーゼにはゲンタシン®軟膏やアクロマイシン®軟膏などを塗布する。サワシリン®などの抗菌薬の内服を抜去まで行うことも重要である。

【処方例】サワシリン® 750mg/日 または メイアクトMS® 300mg/日（副鼻腔炎の予防のため）
カロナール® 1回 500mg（1日 3〜4回）
またはロキソニン® 1回 60mg（1日 3回）
上記処方にて改善なければ耳鼻咽喉科紹介

▶Advanced Lecture

①14Fr 泌尿器科フォーリーカテーテルの先端にキシロカイン®ゼリーを塗布して、鼻腔前方から総鼻道に沿って挿入する。

②口腔から観察して、カテーテルの先端が咽頭腔に見えたら、空気を 8〜12mL ほど注入して先端のバルーンを膨らませる。14Fr カテーテルの規定注入量は 5mL であるが、5mL の注入量では後鼻孔に固定するには不十分であり、また 12mL 注入しても破裂することはない。

③シャフトを引っ張り後鼻孔へ固定した後に、シャフトを顔面にテープで固定する。固定位置を油性ペンでマークして緩まないように随時確認する。

④鼻腔前方の隙間にタンポンガーゼを詰めて前鼻孔も閉鎖する。止血が確認できたら、最低でも 3 日留置する。

バルーンを留置した場合、鼻呼吸ができないため呼吸困難を訴えることがよくある。呼吸困難の訴えが多い場合には早めに抜去することも考慮する。

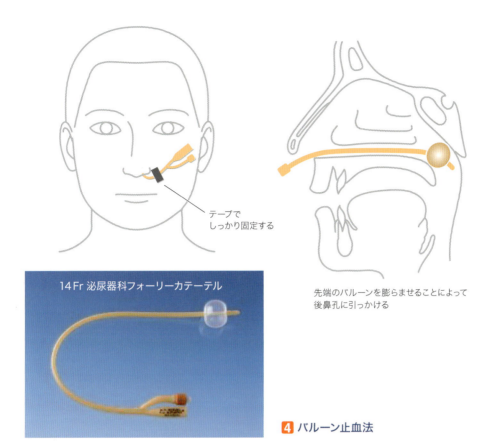

4 バルーン止血法

　また、テープの固定が不十分だと、バルーン落下による下咽頭・喉頭閉塞もあり得るため、マークの確認は頻回に行うことが重要である。

参考文献
1) 夜陣紘治, 平田恵：鼻出血. ENTONI 2001;4:39-43, 全日本病院出版会
2) 梅木　寛：第2章 5.鼻出血, 異物(鼻・耳), 鼓膜損傷への対応, レジデントノート 2014;16 (11)増刊：83-93

●プライマリケアでよく出会う鼻疾患

急性鼻副鼻腔炎

頻度 ★★☆　　緊急度 ★★☆

⚠️ 鼻茸を認める場合、慢性副鼻腔炎の急性増悪の可能性が高い。

急性鼻副鼻腔炎とは？

急性鼻副鼻腔炎ガイドライン[1]では、「急性に発症し、発症から4週間以内の鼻副鼻腔の感染症で、鼻閉、鼻漏、後鼻漏、咳嗽といった呼吸器症状を呈し、頭痛、頬部痛、顔面圧迫感などを伴う疾患」と定義される。感冒の経過中に上気道全般に生じる炎症の一環として発症することが多い。

当初、ライノウイルスなどのウイルス感染が発端となるが、数日後には細菌感染に移行することが多い。主要起炎菌はインフルエンザ菌、肺炎球菌、次いでモラクセラ・カタラーリスである。急性副鼻腔炎の約10％が歯性上顎洞炎であるとされるが、診断を確定することは困難とされる[2]。

特殊な急性鼻副鼻腔炎として、生後3ヵ月以内に多い新生児・乳幼児上顎骨骨髄炎があるが、最近は抗菌薬の発達などによりほとんどみられなくなっている[2]。

症状

感冒様症状、膿性鼻漏、後鼻漏、鼻閉、頭痛・顔面部痛、発熱、不機嫌・湿性咳嗽（小児に多い）、鼻出血。

副鼻腔の周囲に炎症が波及すると眼窩内合併症や頭蓋内合併症を生じて重篤な状態となる **1**。小児では合併症を起こしやすく、特に眼窩内合併症は小児に多いとされ、頭蓋内合併症は10歳代に多い[2]。

問診

- 上記症状の発症時期・罹病期間
- 成人では糖尿病、喘息などの下気道疾患（難治性・反復性の可能性が高い）
- 歯痛・歯科治療の既往（歯性上顎洞炎の可能性）
- 小児では保育園児、1ヵ月以内の抗菌薬使用（薬剤耐性菌の可能性が高い）

眼窩内合併症	①眼窩蜂窩織炎
	②眼窩骨膜下膿瘍
頭蓋内合併症	③硬膜外膿瘍
	④硬膜下膿瘍
	⑤髄膜炎
	⑥海綿静脈洞炎・血栓症
Pott's puffy tumor	⑦前頭骨膜下膿瘍
	⑧顔面蜂窩織炎

1 副鼻腔炎の合併症 （洲崎春海：SUCCESS 耳鼻咽喉科[3]を参考に作図）

診察所見

鼻腔内は両側鼻漏の性状と量、鼻粘膜の腫脹・発赤を確認する。口腔内は齲歯・歯槽膿漏・後鼻漏の有無を確認する。

急性副鼻腔炎では鼻茸は認めないため、鼻茸がある場合には慢性副鼻腔炎の急性増悪の可能性が高い。

検査所見

鼻漏の細菌検査は複数菌が検出されることが多く、副鼻腔炎の起炎菌との関連は乏しいが、抗菌薬の選択には有用である。最近では急性中耳炎と同様に迅速検査も使われている。

鼻汁塗抹検査（エオジノステイン®染色など）は、アレルギー性か細菌性か両者の合併かの鑑別に有効である。

副鼻腔CT・MRIは頭蓋内合併症、副鼻腔真菌症、腫瘍性病変などの鑑別に有効であるが、基本的には専門医に任せる。

緊急度の評価は？

眼窩内・頭蓋内合併症が疑われる場合には早急に耳鼻咽喉科へ紹介する。

一般医の対応

鼻腔所見と臨床症状から重症度 **2** を診断し、耐性菌・難治性のリスクファクターに基づいて薬剤選択を行う。治療開始3～5日後に治療効果判定を行い、無効であれば治療を変更する。その場合の抗菌薬の選択のためにも細菌検査を行っておくことが重要である。

成人の場合には①70歳以上の高齢者、②感染

---

2 急性鼻副鼻腔炎のスコアリングシステムと重症度分類 （急性鼻副鼻腔炎診療ガイドライン[1]より引用）

臨床症状と鼻腔所見の合計点で重症度を判定する。

成人		なし	軽度／少量	中等以上
臨床症状	鼻漏	0	1（時々鼻をかむ）	2（頻繁に鼻をかむ）
	顔面痛・前頭部痛	0	1（がまんできる）	2（鎮痛薬が必要）
鼻腔所見	鼻汁・後鼻漏	0（漿液性）	2（粘膿性少量）	4（中等量以上）

軽症：1～3、中等症：4～6、重症：7～8

小児		なし	軽度／少量	中等以上
臨床症状	鼻漏	0	1（時々鼻をかむ）	2（頻繁に鼻をかむ）
	不機嫌・湿性咳漱	0	1（咳がある）	2（睡眠が妨げられる）
鼻腔所見	鼻汁・後鼻漏	0（漿液性）	2（粘膿性少量）	4（中等量以上）

軽症：1～3、中等症：4～6、重症：7～8

付記）発熱（38.5℃以上）の持続、顔面腫脹・発赤、炎症所見（血液検査）などが認められる場合は、急性鼻副鼻腔炎合併症として画像診断等が必要である。

の反復例、③1ヵ月以内の抗菌薬前治療、④慢性肺疾患・腎疾患・糖尿病などの基礎疾患あり、小児の場合には①2歳未満の乳幼児、②保育園などの集団保育児、③感染の反復例、④1ヵ月以内の抗菌薬前治療、以上のいずれかの条件を有している場合には、難治化しやすい耐性菌感染症として治療するのが望ましい[1]。

▶「軽症、耐性菌（−）または耐性菌のリスクファクターなし」の場合

アモキシシリン、セフジトレン、セフカペンの常用量が推奨される。

成人の場合

- サワシリン® 750mg/日またはメイアクトMS® 300mg/日
- クラリス® 400mg/日（ペニシリンアレルギーの場合）

小児の場合

- サワシリン® 20〜40mg/kg/day
- メイアクトMS® 9mg/kg/day

▶「軽症、耐性菌（＋）または耐性菌のリスクファクターあり」または「中等症以上」の場合

アモキシシリンの高用量（1.5〜2倍）またはアモキシシリン・クラブラン酸合剤の常用量、成人であればキノロン系抗菌薬も有効性が高い。セフジトレン、セフカペンは増量投与が望ましい。

成人の場合

- サワシリン® 1500mg/日またはオーグメンチン® 750mg/日
- クラビット® 500mg/日
- メイアクトMS® 600mg/日

小児の場合

- サワシリン® 30〜80mg/kg/day またはクラバモックス® 96.4mg/kg/day
- メイアクトMS® 18mg/kg/day

▶経口抗菌薬治療無効例

アンピシリン、セフトリアキソンの注射薬を用いる。セフトリアキソンは半減期が長く、1日1回投与も可能。肺炎球菌による重症鼻副鼻腔炎にはカルバペネム系抗菌薬の有効性が高いが、入院加療が望ましい。

成人の場合

- ビクシリン®注射用 1〜4g/1〜2回/日 またはロセフィン®静注用 1〜2g/1〜2回/日

小児の場合

- ビクシリン®注射用 100〜200mg/kg/day またはロセフィン®静注用 20〜60mg/kg/day

▶急性副鼻腔炎反復例

初回急性感染と同様に治療を行う。成人では鼻中隔弯曲症などの解剖学的異常、鼻内異物、歯性上顎洞炎などの危険因子、小児では起炎菌に対する低免疫能などの要因をチェックすることが必要である。

参考文献
1) 日本鼻科学会編：急性鼻副鼻腔炎診療ガイドライン2010年版
2) 日本鼻科学会編：副鼻腔炎診療の手引き
3) 洲崎春海：1. 急性副鼻腔炎 Ⅱ章/E 副鼻腔の疾患, SUCCESS 耳鼻咽喉科, 109-110, 金原出版, 2007

●プライマリケアでよく出会う鼻疾患

慢性副鼻腔炎

頻度 ★★☆　緊急度 ★☆☆

⚠️ 血性鼻漏は上顎洞癌などの悪性疾患や多発性血管炎性肉芽腫（Wegener肉芽腫症）を疑う。

慢性副鼻腔炎とは？

　副鼻腔の慢性炎症で、3ヵ月以上鼻閉、鼻漏、後鼻漏、咳嗽などの呼吸器症状が持続するものをいう。上顎洞、前篩骨洞、前頭洞の開口部から鼻腔への排泄ルートである ostiomeatal complex（OMC）および副鼻腔の粘膜に治癒困難な形態的・機能的な障害を生じていることが多い 。鼻茸 2 を認める症例も多く、ときに再感染により急性増悪を起こす[1]。

　近年では細菌感染が炎症の主体である化膿性副鼻腔炎は減少傾向にあり、気管支喘息に合併する副鼻腔粘膜への著明な好酸球浸潤を特徴とする難治性の好酸球性副鼻腔炎が増加傾向にある[2]。

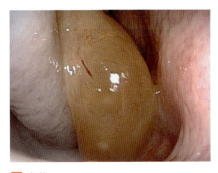

2 鼻茸
右総鼻道に中鼻道から伸びた鼻腔ポリープを認める

症状

- 鼻閉、鼻漏、後鼻漏、頭痛・顔面部痛、嗅覚障害、血性鼻漏（red flag sign）

　疼痛が生じた場合には急性副鼻腔炎または慢性副鼻腔炎の急性増悪の可能性がある。副鼻腔の周囲に炎症が波及すると眼合併症や頭蓋内合併症を生じて重篤な状態となる。血性鼻漏は上顎洞癌などの悪性疾患や多発性血管炎性肉芽腫（Wegener肉芽腫症）を疑う所見である。

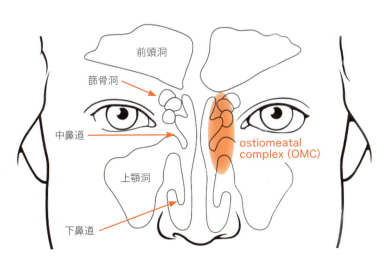

1 ostiomeatal complex (OMC)
解剖学的部位を示す用語ではないが、前頭洞・前篩骨蜂巣・上顎洞の開口部と固有鼻腔との交通路を総称したもの

3 副鼻腔炎の臨床スコアリング （副鼻腔炎診療の手引き[1]より引用）

自覚症状と他覚所見の各項目をスコア評価し、スコアの推移から各症状の推移を分類、改善度を評価し、その改善度から臨床効果を判定する。

自覚症状と他覚所見のスコア

症状		スコア
自覚症状	鼻漏	3：高度（3+）　2：中等度（2+）　1：軽度（1+）　0：なし（－）
	後鼻漏	
	鼻閉	
	頭痛・顔面部痛	
他覚所見	発赤（鼻粘膜）	3：高度（3+）　2：中等度（2+）　1：軽度（1+）　0：なし（－）
	浮腫・腫脹（鼻粘膜）	
	鼻汁量	3：多量（3+）　2：中等量（2+）　1：少量（1+）　0：なし（－）
	後鼻漏量	3：多量（3+）　2：中等量（2+）　1：少量（1+）　0：なし（－）

各症状のスコアによる推移分類

各症状の推移	スコアの推移
消失	3→0、2→0、1→0
改善	3→1、3→2、2→1
不変	3→3、2→2、1→1
悪化	2→3、1→2、1→3、0→1、0→2、0→3

改善度の判定根拠

改善度	判定根拠
著明改善	有症状項目の2/3以上が消失し、他の項目がすべて改善を示したもの
改善	有症状項目の2/3以上が消失または改善し、かつ上記の「著明改善」の規定に合わないもの ただし、有症状項目が1項目の場合は、2段階以上改善したものとする
やや改善	有症状項目の2/3未満が消失または改善したもの
不変	すべての項目において消失、改善を認めなかったもの

臨床効果判定表

他覚所見改善度 \ 自覚症状改善度	著明改善	改善	やや改善	不変
著明改善	著効	著効	有効	やや有効
改善	著効	有効	やや有効	やや有効
やや改善	有効	やや有効	やや有効	無効
不変	やや有効	やや有効	無効	無効

鼻漏、後鼻漏（自覚症状）あるいは鼻汁量（他覚症状）が消失していない場合、著効と判定されても有効とする

問診

- 上記症状の発症時期・罹病期間・反復の有無（発症後1ヵ月以内に症状が消失する場合は急性副鼻腔炎を疑う）
- 気管支喘息(好酸球性副鼻腔炎を疑う)、齲歯・歯槽膿漏などに対して歯科治療歴の有無（歯性上顎洞炎を疑う）

診察所見

鼻腔・口腔の観察を行う。鼻腔内は両側鼻粘膜の腫脹・鼻漏・鼻茸の有無を確認する。口腔内は齲歯・歯槽膿漏・後鼻漏の有無を確認する。

検査所見

急性副鼻腔炎と同様に鼻汁の細菌検査、可能であれば鼻汁塗抹検査を行う。副鼻腔CT・MRIは急性副鼻腔炎と同様に有効だが、基本的には専門医に任せる。

緊急度の評価は？

慢性疾患なので基本的には緊急性はなく、後日耳鼻咽喉科受診でよい。ただし、眼・頭蓋内合併症が疑われる場合には早急に耳鼻咽喉科へ紹介する。

一般医の対応

耳鼻咽喉科では鼻処置、ネブライザー療法、薬物療法（マクロライド療法など）などの保存的療法を行い、改善がない場合は手術療法を考慮する。本邦では馬場らが提唱したスコアリングシステムが頻用されており、治療効果判定に用いられている **3**。

すぐに紹介可能な場合は

なるべく早めに耳鼻咽喉科紹介

すぐに紹介できない場合は

慢性副鼻腔炎に対してマクロライド療法が行われている。急性増悪に対しては急性副鼻腔炎に準じて治療を行う。ステロイド点鼻薬は慢性副鼻腔炎に有効性が認められつつあるが[1)]、慢性副鼻腔炎の保険適応はないことに留意すること。

【処方例】
クラリス® 200mg/日（半量投与）
ムコダイン® 1500mg/日
アラミスト®点鼻液 1日1回 1回2噴霧
上記処方し、改善なければ耳鼻咽喉科紹介

参考文献
1) 日本鼻科学会編：副鼻腔炎診療の手引き，2007
2) 洲崎春海：2.慢性副鼻腔炎 II章/E 副鼻腔の疾患，SUCCESS 耳鼻咽喉科，110-114，金原出版，2007

● プライマリケアでよく出会う鼻疾患

術後性副鼻腔嚢胞

頻度 ★☆☆　　緊急度 ★☆☆

 術後性上顎嚢胞は基本的には鼻閉・鼻漏を伴わない。

術後性副鼻腔嚢胞とは？

鼻腔に繋がる副鼻腔の自然口が閉鎖されて生じた嚢胞性疾患。分泌液が充満して周囲の骨壁を圧排、吸収しながら嚢状に大きくなる[1]。

発生部位により様々な症状を呈する **1**。原因は原発性、外傷性、術後性があるが、術後性嚢胞 **2** が多く、長期間（20〜39年後が最も多い）[2] の経過を経て発症することが多い。

症状

疼痛（前額部、眼窩部、頬部）、眼症状（複視、眼球運動障害、視力障害）。

鼻閉・鼻漏は基本的には伴わない。鼻閉・鼻漏を伴う場合には齲歯（虫歯）や歯槽膿漏など（近年ではインプラントも多い）による歯性上顎洞炎 **3** や副鼻腔真菌症、鼻副鼻腔腫瘍などが疑われる。

問診

- 疼痛の位置
- 視力障害・複視、鼻漏の有無
- 鼻手術歴、歯科治療歴

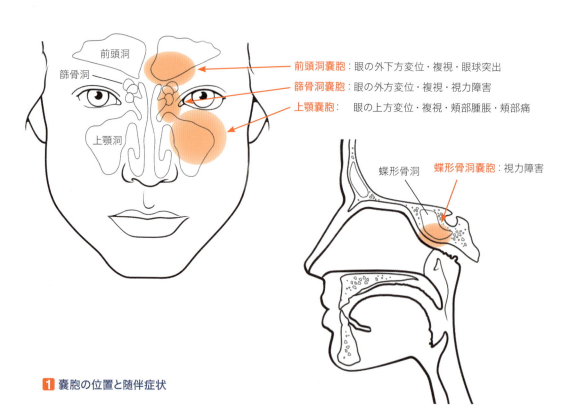

1 嚢胞の位置と随伴症状

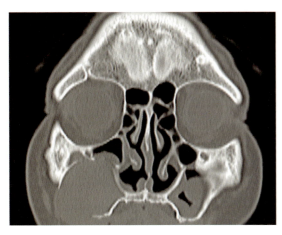

2 術後性上顎囊胞
約50年前と15年前に手術を施行している。右上顎外側に約3cm大の囊胞を認める。

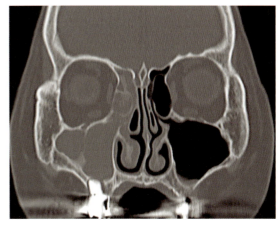

3 歯性上顎洞炎
右上顎の歯根部から右上顎洞底部に連続した軟部組織陰影と周囲の骨吸収を認める。

診察所見

顔面腫脹の位置・圧痛を確認する。鼻内には基本的に異常を認めない。歯を含めて口腔内も丹念に観察する。

検査所見

感染が疑われる場合には採血を検討する。囊胞の位置、数、大きさ、骨破壊の有無などを副鼻腔CT・MRIで確認するが、基本的には専門医に任せる。

緊急度の評価は？

囊胞疾患なので基本的には緊急性はなく後日耳鼻咽喉科受診でよい。

一般医の対応

疼痛を伴う場合には感染を伴っているので、抗菌薬・鎮痛薬などを処方し、耳鼻咽喉科受診を指示する。

術後性上顎囊胞に対して、耳鼻咽喉科では疼痛著明で歯齦部から頬部の囊胞が触診可能な場合、穿刺排膿などの処置を行うことがある。しかし、鼻腔囊胞の根治治療は手術であり、穿刺排膿は一時的な対処である。穿刺排膿によって医原性皮下血腫を引き起こしたり、悪性腫瘍の場合には播種を引き起こす可能性があるので一般医にはお勧めできない。

すぐに紹介可能な場合は

なるべく早めに耳鼻咽喉科紹介

すぐに紹介できない場合は

【処方例】サワシリン® 750mg/日またはメイアクトMS® 300mg/日
カロナール® 1回500mg（1日3～4回）
またはロキソニン® 1回60mg（1日3回）
上記処方にて改善なければ耳鼻咽喉科紹介

参考文献
1) 洲崎春海：6. 副鼻腔囊胞 Ⅱ章/E 副鼻腔の疾患, SUCCESS耳鼻咽喉科, 117-118, 金原出版, 2007
2) 須田大亮：過去21年間の術後性上顎囊胞の臨床統計的観察. *Niigata Dent J* 2012;42(2):45-49

● プライマリケアでよく出会う鼻疾患

鼻腔異物

頻度 ★★☆　　緊急度 ★〜★★★（異物の種類による）

⚠ ボタン電池など特殊な異物は緊急性が高い。
異物を奥に押し込んで気道異物を作ることだけは避ける。

鼻腔異物とは？

患者の多くは小児で、自ら鼻に挿入したものがほとんどである。異物の種類はビーズやおもちゃの部品など多岐にわたり、一般に緊急性はない。

しかし、ボタン型電池（アルカリ電池）[1] の場合や、鼻中隔を挟むような形で両鼻腔に磁石（マグネット式イヤリング等）[2] が存在する場合は、放置すると鼻中隔穿孔等の合併症を引き起こす場合があり、緊急処置が必要となる。

まれに成人例で手術後のガーゼの取り残しなどによる医原性異物がある。

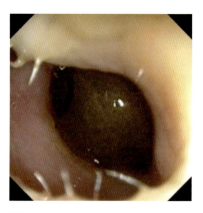

1 鼻腔異物
球形の異物であり、鑷子で保持することが難しい。後述のフックで摘出した。（写真提供：宗 謙次）

症状

最初は無症状だが、放置すると感染を起こし、悪臭を伴う一側性の膿性鼻汁をきたす[1]。

問診

鼻腔異物は6歳以下に多く、2〜3歳が過半数を占めるため[1]、本人から正しい情報を得ることは難しい。どちらの鼻から膿性鼻汁が出ているのかを保護者に確認し、患側を推測する。また、緊急性が高い異物の可能性がないか確認する。

診察所見

鼻鏡とヘッドライトを用いて観察する。薬物アレルギー等の禁忌がない限り、鼻内に血管収縮剤や局所麻酔剤を噴霧する[2]。これにより観察しやすくなり、また除去に伴う痛みも軽減する。

検査所見

ボタン型電池などの非透過性の異物が疑われる場合は、鼻X線（Waters法、頭部側面）にて確認を行うこともある[3]。

緊急度の評価は？

前述のように、ボタン型電池や両鼻腔に磁石が存在する場合は、緊急性が高い。それ以外の異物の場合も、誤嚥の可能性があるのでなるべく早めに耳鼻咽喉科紹介とする。

一般医の対応

▶ ボタン型電池等の場合

すぐに紹介可能な場合は
即日、耳鼻咽喉科に紹介

すぐに紹介できない場合は
直視下に保持できる場合は摘出を試みるが、困難な場合はできるだけ早く耳鼻咽喉科に紹介する。直視できない場合は、レントゲンにて異物の存在を確認する。

▶それ以外の異物の場合

すぐに紹介可能な場合は
異物が直視でき、鑷子等で簡単に除去できる場合以外は、耳鼻咽喉科紹介とする。

すぐに紹介できない場合は
以下の方法で除去を試みる。それでも除去困難な場合もなるべく早めに耳鼻咽喉科紹介とする。

異物の除去方法

異物除去の大原則は、異物を奥に押し込まないことである。

協力が得られそうな子供であれば、血管収縮剤等を噴霧した後、鼻をかんでもらう。これだけで異物が除去できる場合がある[2]。

鑷子で簡単に保持できる異物であれば、直視下に除去する。球形の異物 ❶ の場合は、吸引したり（吸引カテーテルの先端を側孔が無くなる場所で切って単孔にすると吸引力がアップする[3]）、棒の先に瞬間接着剤を付けて除去する方法がある。

異物との間に隙間があれば、フック ❷ を隙間から挿入し、引っかけるようにして手前に転がして取る方法もある ❸ [4]。フックがなければ、ペーパークリップの先を曲げて代用できる。

道具を使わない方法として、"Mother's Kiss" という方法も提唱されている。これは、信頼できる大人が、異物の無い片方の鼻孔を指で閉じて、子供の口から人工呼吸の要領で息を吹き込むという方法である。成功率6割という報告[5]もあり、有効な方法の1つと考える。

参考文献
1) 石塚洋一ほか：鼻腔異物・結石．新図説耳鼻咽喉科・頭頸部外科講座，3 鼻・副鼻腔，126-127，2000
2) Buttaravoil P and Hulsey S: Foreign Body, Nose. *Minor Emergencies*, 3rd ed, 113-117, 2012
3) 梅木 寛ほか：鼻出血，異物（鼻・耳），鼓膜損傷への対応．レジデントノート 2014；16（11）：89-92
4) 林 寛之：鼻耳の異物救出大作戦．ER の裏技, 40-47, CBR, 2009
5) Cook S, et al.: Efficacy and safety of the "mother's kiss" technique: a systematic review of case reports and case series. *CMAJ* November 20, 2012；184（17）

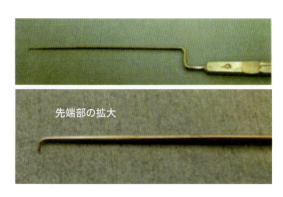

❷ 耳鼻咽喉科で使用するフック
フックの先端は曲がっており、異物を引っかけて手前に引き出す。

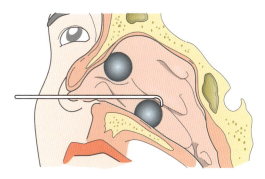

❸ フックを用いた異物除去
（林 寛之：ER の裏技[4]より改変引用）

● プライマリケアでよく出会う鼻疾患

嗅覚障害

頻度 ★☆☆　　緊急度 ★☆☆

⚠ 鼻疾患による嗅覚障害と他の嗅覚障害との鑑別を行う。

嗅覚障害とは？

　嗅覚障害は量的障害と質的障害に分類 **1** されるが、患者の多くは量的障害であるため、一般的には量的障害を指す[1]。

　嗅覚の障害部位により呼吸性・末梢神経性・混合性・中枢性に分類される **2**。呼吸性嗅覚障害は、匂い物質が嗅裂に到達できないことで生じる。末梢神経嗅覚障害は嗅粘膜、嗅神経の障害によるもので、呼吸性障害よりも高度で難治性である。中枢性嗅覚障害は嗅球以降の中枢経路の障害で起こり、治療は困難で予後不良である[2]。

症状

　においの低下、消失、異臭など。

問診

- 罹病期間、発症時の状況
- 異臭・他の鼻症状の有無、服用薬剤

　感冒、加齢、薬物、刺激性ガスなどが原因の嗅覚障害では、診察・検査では異常を認めないことが多く、問診が決め手となる。また異臭症も問診でのみ把握できる[1]。

診察所見

　主に副鼻腔炎などの鼻疾患との鑑別が重要となる。鼻腔・口腔を十分に診察する。

検査所見

　静脈性嗅覚検査（アリナミンテスト）、副鼻腔CT・頭部MRIなど画像検査が診断には重要だが、基本的には専門医に任せる。

緊急度の評価は？

　緊急度は低いが、長期間の嗅覚障害は難治性となり得るので、改善ない場合には耳鼻咽喉科医に紹介する。

---

1 嗅覚障害の分類　（小林正佳：PROGRESS IN MEDICINE[1] より引用）

量的嗅覚障害 quantitative olfactory disorder	嗅覚脱失 anosmia		
	嗅覚低下 hyposmia		
質的嗅覚障害 qualitative olfactory disorder	異臭症 dysosmia	刺激性異臭症 parosmia, troposmia	
		自発性異臭症 phantosmia	
	嗅盲 olfactory blindness		
	嗅覚過敏 hyperosmia		
	その他	悪臭症 cacosmia	
		自己臭症 egorrher symptom	
		幻臭 hallucination	
		鉤回発作 uncinate epilepsy	

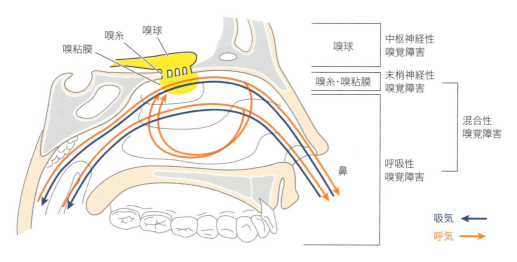

2 量的嗅覚障害の分類　（洲崎春海：SUCCESS 耳鼻咽喉科[2]）を参考に作図）

3 嗅覚障害の原因と治療方針

分類	障害部位	原因疾患	治療
呼吸性嗅覚障害	鼻副鼻腔	アレルギー性鼻炎 鼻中隔弯曲症	抗ヒスタミン薬 抗菌薬 ステロイド点鼻 手術 　鼻中隔矯正術 　内視鏡下鼻副鼻腔手術など
混合性嗅覚障害	鼻副鼻腔＋嗅粘膜	慢性副鼻腔炎	
末梢神経性嗅覚障害	嗅粘膜	感冒罹患後 有毒ガスの吸入 薬剤	ステロイド点鼻 ビタミン剤 （薬剤の中止）
	嗅糸	頭部外傷後	
中枢性嗅覚障害	嗅球〜大脳	脳腫瘍、頭蓋内手術 神経変性疾患 　パーキンソン病 　アルツハイマー病 先天性 　Kallmann 症候群 脳血管性認知症 加齢変化	治療困難

一般医の対応

治療方針は、嗅覚障害の原因によって異なる **3**。一般的に呼吸性嗅覚障害を除く嗅覚障害は改善困難で、長期間の治療となる[3]。

▶ 鼻副鼻腔疾患が原因と予想される場合

すぐに紹介可能な場合は
なるべく早めに耳鼻咽喉科紹介

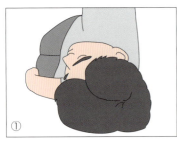
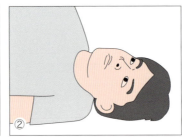
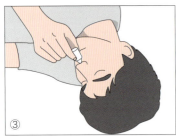
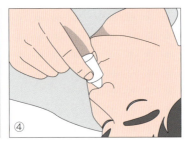

4 点鼻方法

① 枕を使わずに畳のような比較的硬く平らな所に横向きに寝ます。
② 側頭部を床につけ、少し上を向いて下さい。天井と壁の境目を見ます。
③ 上の鼻の穴の内側に点鼻液を3滴垂らします。
④ そのままの姿勢を5分間保ちます。
⑤ 続いて体の向きを反対にして、同じ手順で反対の鼻に点鼻します。

(宮崎純二：耳鼻臨床[4])を元に作図)

すぐに紹介できない場合は

【処方例】サワシリン® 750mg/日またはメイアクトMS® 300mg/日（膿性鼻漏を認める場合）
ザイザル® 5mg/日（鼻閉・鼻漏を認める場合）
アラミスト®点鼻液（鼻閉・鼻漏を認める場合）
上記処方にて改善なければ耳鼻咽喉科紹介

▶ 鼻副鼻腔疾患以外が原因と予想される場合

すぐに紹介可能な場合は

なるべく早めに耳鼻咽喉科紹介

すぐに紹介できない場合は

【処方例】リンデロン®点鼻液　1回5滴　1日2回　両鼻に点鼻 4
メチコバール® 1500μg/日
上記処方にて改善なければ耳鼻咽喉科紹介

※リンデロン®点鼻を1ヵ月以上継続する場合は副腎機能低下をきたすことがあるので、血中ACTH、コルチゾールの測定を検討する。低下があれば中止する[5]。

参考文献

1) 小林正佳：2.嗅覚障害の病態・分類・診断，PROGRESS IN MEDICINE 2015；35：623-632
2) 洲崎春海：3.嗅覚障害，SUCCESS 耳鼻咽喉科，93-94，金原出版，2007
3) 石橋卓弥，平川勝洋，立川隆治：4.外傷性嗅覚障害，PROGRESS IN MEDICINE 2015；35：675-678
4) 宮崎純二：嗅覚障害患者に対する新しい効果的点鼻法．耳鼻臨床 2004；97(8)：697-704
5) 小林正佳：嗅覚障害に対するステロイド薬の長期点鼻療法の安全性と有用性の検討．日耳鼻 2005；108：986-995

● プライマリケアでよく出会う鼻疾患

味覚障害

頻度 ★☆☆　　緊急度 ★☆☆

⚠️ 薬剤性味覚障害の鑑別を行う。

味覚障害とは？

味が全く分からない・鈍くなる（味覚脱失・減退）、本来と違った味がする（異味症）などの味覚異常。原因は様々だが、特に特発性、心因性、薬剤性、亜鉛欠乏性などが多い **1**。症例は60歳以上の高齢者が多く、若年者はまれ[1]。

症状

味の低下、消失、異味などの変化。

問診

- 発症時の状況（感冒、頭部外傷、歯科治療、薬剤など）、罹病期間
- 全身性疾患の有無
- 嗅覚障害の有無（風味が落ちて味がぼやける、感冒後に多い）
- 耳・鼻疾患の有無（耳手術・中耳炎などによる鼓索神経の障害、鼻ポリープなどによる閉塞性嗅覚障害）
- 心因性要素

診察所見

舌および口腔内を丹念に観察する。赤く平らな舌はHunter舌炎（ビタミンB_{12}欠乏）、鉄欠乏性貧血、シェーグレン症候群を疑う **2**。厚い舌苔は真菌症を疑う。鼻疾患との鑑別が重要なため鼻腔も診察する。

検査所見

血液（肝機能、腎機能、血糖値、血清亜鉛、血清鉄など）、尿一般。真菌症を疑う場合は舌苔な

1 味覚障害の多様な原因　（池田 稔：日耳鼻[1]より引用）

特発性	原因不明。血清亜鉛値も正常範囲内にある
亜鉛欠乏	血清亜鉛の低値がみられる。ほかに異常所見がない
薬剤性	味覚障害を引き起こす可能性のある薬剤を服用している
全身疾患	肝障害、腎障害、糖尿病、消化器疾患（消化管切除、炎症性腸疾患）、貧血、甲状腺機能低下症など
口腔・唾液腺疾患	舌炎、舌苔、唾液分泌障害
心因性・精神疾患	うつ病、神経症
中枢神経障害	脳血管障害、聴神経腫瘍
末梢神経障害	真珠腫性中耳炎、中耳手術後、顔面神経障害、扁桃摘出術後
頭部外傷後	
感冒後	
風味障害（嗅覚障害）	嗅覚は「広義の味覚」に深くかかわっており、その障害は食事の総合的な味を不良とし、風味障害といわれる。嗅覚障害を口腔で感じる「狭義の味覚」の障害と勘違いして受診する例は珍しくない

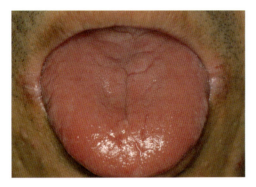

2 赤い平らな舌
（毛利学：カラーでみる口腔粘膜疾患の診かた[4]より引用）

どの細菌検査を検討する。電気味覚検査、側頭骨CT、頭部MRIなどは基本的には専門医に任せる。

緊急度の評価は？

緊急度は低いが、罹病期間が短期間の例では治療の有効率が高いので、改善ない場合には早めに耳鼻咽喉科医に紹介する。

一般医の対応

口腔内乾燥をきたすシェーグレン症候群などの全身疾患や薬剤性味覚障害を除外する。口腔および舌や鼻腔を観察し、口内炎や鼻内ポリープの有無を確認する。採血を行い、亜鉛・鉄欠乏などを除外する。薬剤性が疑われる場合はすぐに中止する。

▶ 罹病期間が短い場合

すぐに紹介可能な場合は

なるべく早めに耳鼻咽喉科紹介

すぐに紹介できない場合は

【処方例】

プロマック® 150mg/日

フェロミア® 200mg/日（鉄欠乏性貧血を認める場合）

メチコバール® 500μg/日（週3回、約2ヵ月）筋注あるいは静注（Hunter舌炎を認める場合）

ファンギソン®シロップ 4mL/日（真菌症を疑う場合）

ツムラ加味逍遥散エキス顆粒 3包/日（心因性を強く疑う場合）

上記処方にて改善なければ耳鼻咽喉科紹介。一般的な味覚障害ではプロマック®が有効だが、最低3ヵ月は内服が必要である[1]。

▶ 罹病期間が長い場合

診察、治療に関しては罹病期間が短い場合と同様だが、罹病期間が長いほど難治であるため、そのことを十分に説明しておくことが重要である。

参考文献

1) 池田 稔：味覚障害の診断と治療．日耳鼻 2014；117：1144-1145
2) 阪上雅史：味覚障害の診断と治療．日耳鼻 2012；115：8-13
3) 廣川 誠：Ⅲ．診断と治療 3．悪性貧血．日内会誌 2014；103：1609-1612
4) 毛利 学：3．赤い平らな舌．カラーでみる口腔粘膜疾患の診かた，201，南江堂，1999

第3章

プライマリケアでよく出会う咽喉頭疾患

扁桃炎	82
急性喉頭蓋炎	85
扁桃周囲膿瘍	88
咽後膿瘍	91
口腔粘膜病変（舌炎、口内炎）	94
口腔異物（外傷含む）	96
中咽頭異物	98
下咽頭異物	100
咽喉頭腫瘍	102
ムンプス（流行性耳下腺炎）	105
唾液腺腫瘍	107

● プライマリケアでよく出会う咽喉頭疾患

扁桃炎

頻度 ★★★　　緊急度 ★☆☆

> ⚠ 細菌性・ウイルス性の鑑別が重要。

扁桃炎とは？

一般的には口蓋扁桃炎のことを指し、多くは咽頭炎を伴う。

症状

- 咽頭痛、発熱、嚥下痛、全身倦怠感など
- 放散性耳痛や頸部リンパ節圧痛を訴えることもある

問診

- 水様性鼻汁、咳、頭痛などの有無（あればウイルス性の可能性あり）
- 摂食困難や呼吸苦の有無（あれば扁桃周囲膿瘍や急性喉頭蓋炎を考える）
- 抗菌薬使用歴、基礎疾患、喫煙歴

診察所見

- 口蓋扁桃の発赤、腫脹、膿栓の付着 **1**
- 頸部リンパ節腫脹（細菌性扁桃炎では顎下部のリンパ節腫脹が、伝染性単核球症では後頸部のリンパ節腫脹が多い）
- 軟口蓋の出血斑、アフタなどがあればウイルス性を疑う **2 3**

検査所見

全国サーベイランスによると、急性扁桃炎での検出菌は、口腔内常在菌などの連鎖球菌属48.8％、A群β溶連菌29.8％、肺炎球菌4.1％、インフルエンザ菌1.7％となっている[1]。口腔内常在菌は起因菌ではない可能性が高いため、やはり<u>細菌性扁桃炎においてはA群β溶連菌の関与が大きいと考えられる</u>。

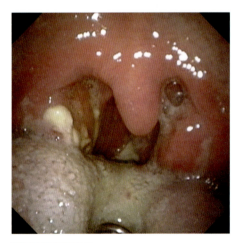

1 細菌性扁桃炎
両側口蓋扁桃の発赤腫脹、膿栓付着を認める。

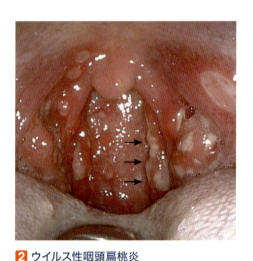

2 ウイルス性咽頭扁桃炎
両側口蓋扁桃、咽頭側索（矢印）に白苔付着を、軟口蓋にアフタを認める。

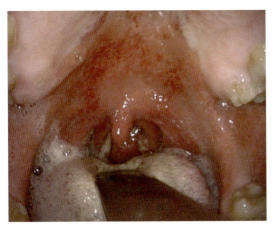 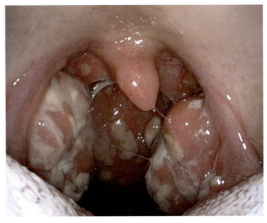

口蓋扁桃、咽頭側索に白苔付着を認め、軟口蓋・硬口蓋には出血斑を認める。

口蓋扁桃、咽頭後壁に白苔付着を認める。

3 伝染性単核球症

　肺炎球菌やインフルエンザ菌は、常在菌として検出されている可能性もあり、検出＝起因菌とは断定できない[2]。

　血液検査：好中球優位の白血球上昇があれば、細菌性を疑う。伝染性単核球症を疑う場合はリンパ球増加、肝機能障害を確認する（肝機能障害があれば、エコーで肝脾腫の有無を確認する）。

　アデノウイルス迅速検査も有用である（特に小児）。

　扁桃周囲膿瘍を疑う場合は造影CTを行う。

緊急度の評価は？

　重症度が高い場合：摂食困難、高熱などの症状に加え、高度の扁桃発赤腫脹所見、高い炎症反応など。すべてがそろう場合は抗菌薬の静注投与を考慮する。

　扁桃周囲膿瘍を疑う場合：摂食困難、開口障害、こもり声などの症状。口蓋垂偏倚の所見など。

一般医の対応

　細菌性を疑うときは、ストレップAもしくは培養提出後、抗菌薬、鎮痛薬などを処方する。軽症例では、まずは抗菌薬を投与せず経過をみる。

　ウイルス性を疑うときは原則、対症療法となる。特に伝染性単核球症が否定できない場合はペニシリン系の投与を避ける。

細菌性を疑う場合

【処方例】
サワシリン® 250　6C 分3　または
サワシリン® 250　3C ＋オーグメンチン® 250　3T 分3　または
メイアクト® 100　3～6T 分3

以下は症状に応じ適宜
ロキソニン®　3T 分3
ムコダイン® 500　3T 分3
トランサミン® 250　3～6C 分3

小児の場合
ワイドシリン®　　60～90 mg/kg/日
クラバモックス®　常用量
メイアクト®　　　9～18 mg/kg/日

> **すぐに紹介可能な場合は**
>
> 重症度が高く治療抵抗性である、扁桃周囲膿瘍を疑うもしくはその診断、急性喉頭蓋炎を疑う、などの場合は紹介する。非重症の扁桃炎であれば専門医紹介の必要性は低い。

> **すぐに紹介できない場合は**
>
> 重症度が高い場合はペニシリン系、セフェム系の経静脈投与を考慮する。
>
> 【処方例】
> ユナシン®S　1回1.5〜3g　1日3〜4回
> または
> ロセフィン®　1回2g　1日1〜2回

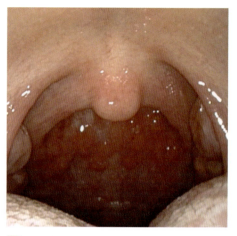

4 咽頭炎
咽頭後壁に発赤を認めるが、口蓋扁桃は正常所見である。

　細菌性とウイルス性を視診のみで鑑別することは難しいことが多い。経験を補うものとして、主に幼小児例ではあるが、ウイルス学的根拠も踏まえ豊富な症例をカラー写真で集めたアトラス[3]が有用である。

　反復性扁桃炎に対する口蓋扁桃摘出術の適応は、本邦においては藤原が提唱した「扁桃炎インデックス」が参考となり、1年あたりの扁桃炎罹患回数と扁桃炎罹患年数を掛け合わせた値が8以上の場合に手術適応があるとしている[4]。この適応判断のためには、これまでの既往が咽頭炎 **4** のみであるのか、口蓋扁桃炎であるのかが重要となる。

参考文献
1) 鈴木賢二ほか：第5回耳鼻咽喉科領域感染症臨床分離菌全国サーベイランス結果報告. 日耳鼻感染症・エアロゾル 2015; 3(1):5-19, 2015
2) 山中 昇ほか：A 急性咽頭炎・扁桃炎―成人. JAID/JSC 感染症治療ガイド 2014, 75-78, ライフサイエンス出版, 2014
3) 佐久間孝久：アトラスさくま―小児咽頭所見. 第2版, 丸善プラネット, 2008（英語版 Takahisa Sakuma: *Infant and Children's Pharynx and Skin with Infectious Diseases*. 書肆侃侃房, 2008）
4) 藤原啓次, 後藤浩伸, 林 正樹ほか：扁桃炎の治療指針について―反復性（習慣性）扁桃炎, 扁桃病巣疾患（掌蹠膿疱症）に対する手術適応. 口腔・咽頭科 2005;17(2):205-210

◉プライマリケアでよく出会う咽喉頭疾患

急性喉頭蓋炎

頻度 ★☆☆　　緊急度 ★★★

⚠️ **疑うポイントは「咽頭所見のわりに症状が強い」こと。数時間という急激な経過で窒息に至る症例が存在する！**

急性喉頭蓋炎とは？

言わずと知れた気道緊急の代表的疾患である。喉頭蓋に炎症をきたし腫脹することにより **1**、時として急激な気道狭窄により致命的となりうる危険な疾患である。迅速かつ的確な診断と、気道確保の判断が重要となる。

症状

- 咽頭痛、嚥下時痛、流涎、含み声、呼吸困難など

問診

- 呼吸苦があるか、咽頭痛発症から呼吸苦出現までの時間はどれくらいか(早いと緊急度が高い)
- 抗菌薬使用歴、基礎疾患（特に糖尿病）、喫煙歴

診察所見

強い咽頭痛、嚥下困難（唾液の嚥下もできないことがある）などのわりに咽頭所見は軽微なことが多い **2**。ただし、扁桃周囲膿瘍（特に下極型）に合併することもあるため、咽頭に所見があっても本疾患の否定はできない。

検査所見

画像診断：喉頭高圧側面 X 線像で Thumb sign **3** を確認する（正常像を診察室においておくとよい）。

場合により CT でもよいが、すでに呼吸困難を訴えている場合は仰臥位で窒息に至る可能性もあり、CT 中であれば対応が遅れるため避けたほうがよい。いずれの検査にせよ、本疾患を疑った場合は、緊急気道確保の準備をしたうえで検査に同行する。

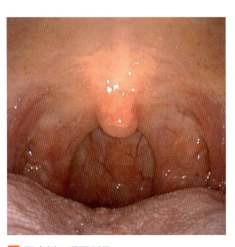

1 喉頭蓋の著明な腫脹と披裂部（矢印）の浮腫

2 同症例の咽頭所見

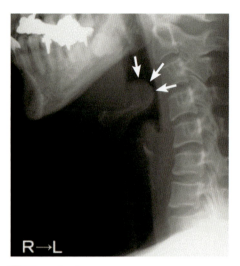

3 Thumb sign

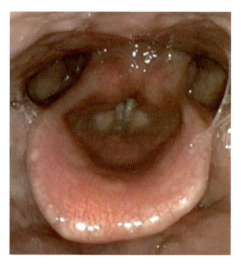

4 同症例の治癒後

血液検査：末梢白血球数、CRPの上昇を認めることが多い。

培養：急性喉頭蓋炎の場合、小児ではインフルエンザ菌b型が主な起因菌とされており[1]、成人ではα溶血性連鎖球菌、インフルエンザ菌、ナイセリアなどが「検出」されている[2,3]。また、膿瘍形成例では嫌気性菌の関与も考えられる。実際は咽頭培養からの起因菌同定は難しく、筆者はできるだけ血液培養をとるよう心がけている。

動脈血酸素飽和度（SpO_2）：窒息寸前に急激に低下することが多く、SpO_2が高いことは何ら安心材料にはならない。

緊急度の評価は？

疾患そのものの緊急性が高く、疑いであっても早急に紹介する。

会話が困難であったり、呼吸苦がある場合は、さらに緊急性は高い。

一般医の対応

目の前で患者が窒息に陥りそうな場合では、耳鼻咽喉科医に限らず、輪状甲状間膜切開に慣れた救命救急医や、優れた挿管技術を持つ麻酔科医の力が必要となる場合も多い。

> **すぐに紹介可能な場合は**
>
> 仰臥位では呼吸苦が増強する可能性があり、座位等の楽な姿勢をとらせる。
> 疑えば耳鼻咽喉科専門医へ紹介する。※
> 疑いが強い、もしくは診断した場合は高次医療機関へ紹介する（救急搬送を考慮する）。
> 会話が困難である場合や、すでに呼吸苦がある場合は、超緊急である。

※小泉ら[4]は、咽頭痛、嚥下時痛を主訴に受診した患者に対しては、中咽頭所見が正常に見えても、末梢白血球数が15,000〜20,000/μL以上または、CRP値が14〜15mg/dL以上であればためらわずに耳鼻咽喉科専門医へ紹介するよう述べている。

すぐに紹介できない場合、自施設で対応可能な場合は

仰臥位では呼吸苦が増強する可能性があり、座位等の楽な姿勢をとらせる。

気道確保を行い、もしくは緊急気道確保の準備をしたうえで抗菌薬投与を行う。

緊急気道確保の準備としては、挿管、輪状甲状間膜穿刺・切開、気管切開など、できうるすべての準備をする。いずれの手段であっても通常より難易度はかなり高くなる。

【処方例】

ソル・コーテフ® 300mg 静注（気道確保前、もしくはしない場合）

抗菌薬は以下のいずれか
ロセフィン® 1回2g 1日2回

嫌気性菌の関与を疑う場合は以下のいずれか
ユナシン®S 1回3g 1日4回（保険適応外）
ロセフィン® 1回2g＋ダラシン®S 1回600mg 1日2回

▶ Advanced Lecture

喘鳴を伴う呼吸苦があり、起坐呼吸となっているような場合は気道確保をためらうことはないだろう。

では、呼吸状態が比較的安定している場合の予防的な気道確保はどうするか。明確な基準は存在しないが、須小ら[5]の提唱する基準が参考になるのでここに示す。

①喉頭蓋の腫脹のみでなく、披裂喉頭蓋ひだや披裂部、また仮声帯や声帯にまで浮腫状腫脹が及ぶ場合
②咽頭痛出現から呼吸症状まで2日以内
③炎症が活動期で顕著な症例（末梢血白血球数が高値）
④糖尿病や肺疾患などの基礎疾患合併症例

上記のような場合、予防的気道確保が必要であるとしている。

喉頭内視鏡所見が最も重要ではあるが、使えない場合は②〜④の所見をもって判断する必要がある。つまり、X線像（場合によりCT所見）を参考にしつつ、短時間での増悪傾向、強い炎症所見、増悪因子となりうる基礎疾患（特に糖尿病）の合併などを総合的に判断して予防的気道確保を行う。気道確保さえすれば予後良好な疾患であり、迷った場合はためらわずに気道確保を行う。

参考文献
1) 原 浩貴：急性喉頭蓋炎．小児耳鼻咽喉科診療指針，294-297，金原出版，2009
2) 橋本大門，八尾和雄，西山耕一郎ほか：急性喉頭蓋炎237例の臨床的検討．日本気管食道科学会会報 2004；55(3)：245-252
3) 森山宗仁，平野 隆，鈴木正志：当科における急性喉頭蓋炎135例の症例検討．日本耳鼻咽喉科感染症研究会会誌 2012；30(1)：107-110
4) 小泉弘樹，大淵豊明，永谷群司ほか：急性喉頭蓋炎64例の検討．耳鼻咽喉科臨床 2012；105(11)：1079-1083
5) 須小 毅，鈴木正志：急性喉頭蓋炎における気道確保の適応と方法．*ENTONI* 2004；40：48-55

● プライマリケアでよく出会う咽喉頭疾患

扁桃周囲膿瘍

頻度 ★★☆　　緊急度 ★★★

> ⚠ 確実な診断のためには、舌圧子での舌圧排が重要。
> 単純 CT では膿瘍の有無は判断できないことが多い。

扁桃周囲膿瘍とは？

口蓋扁桃炎に続発するものが多く、炎症が扁桃被膜外側に波及し膿瘍を形成したものである。遭遇頻度の高い疾患ではあるが、より重症度の高い深頸部膿瘍や降下性壊死性縦隔炎に至ることがあり、的確な診断と対応が必要である。

症状

- 強い咽頭痛に加え、含み声、開口制限などがあれば本疾患を疑う
- 発熱、嚥下痛、全身倦怠感など
- 放散性耳痛や頸部リンパ節圧痛を訴えることもある

問診

- 抗菌薬使用歴、喫煙歴、糖尿病など基礎疾患の有無

診察所見

- 口蓋扁桃の発赤、腫脹、膿栓の付着に加え、口蓋垂の偏倚（扁桃周囲腫脹）
  ※下極型の扁桃周囲膿瘍の場合は口蓋垂の偏倚は目立たないので注意が必要
- 頸部リンパ節腫脹
- 開口制限

検査所見

本疾患を疑うとき造影 CT は必須の検査であ

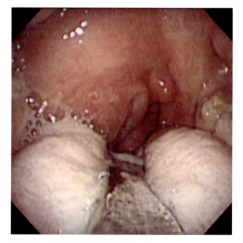

1 右口蓋扁桃周囲の発赤腫脹（文献 2 より引用）
口蓋垂の左方への偏倚を認める。

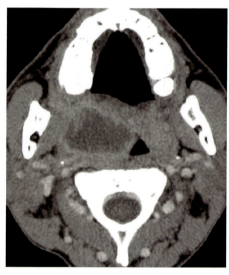

2 造影 CT（文献 2 より引用）
右口蓋扁桃周囲に膿瘍形成を認める。

る。膿瘍腔の範囲や動脈の蛇行の確認、喉頭浮腫の確認などを行う **2**。

細菌培養：できるだけ膿瘍穿刺での嫌気培養提出を心掛ける。穿刺はできないが治療（抗菌薬投与）を開始せざるを得ないときは口蓋扁桃から培養をとる。

検出菌は嫌気性菌が多く、最近のサーベイランスでは実に58.7％となっており、その他はA群β溶連菌が7.8％、インフルエンザ菌と黄色ブドウ球菌がそれぞれ0.9％となっている[1]。これらの起因菌を考慮し、嫌気性菌をカバーできる薬剤を選ぶ。

緊急度の評価は？

扁桃周囲膿瘍を疑う、もしくは診断した場合はできるだけ早めに専門医に紹介する。

一般医の対応

膿瘍腔が小さい場合は、抗菌薬の経静脈投与で経過をみてもよい（明確な基準はないが、筆者は膿瘍腔の径が1cm程度であれば切開せずに治療することも多い）。ただし、増悪傾向にある場合は適宜造影CTでの再評価を行い、専門医紹介の必要性を再検討する。

すぐに紹介可能な場合は

即日、時間によっては翌日紹介する

すぐに紹介できない場合は

造影CTで診断をつけ、扁桃培養を提出後に抗菌薬投与を開始。

【処方例】
ユナシン®S　1回1.5〜3g　1日3〜4回
できるだけ早期に入院対応が可能な耳鼻咽喉科を紹介する。

▶Advanced Lecture

穿刺・切開は後述の動脈蛇行など危険な部位もあるため専門医にまかせた方がよい。実施する場合は専門医の指導下に行う。

Thompson点、Chiari点などが知られているが、筆者は最も膨隆している部分（さらに言えば、扁桃被膜の位置を推測しそのすぐ外側部分）を穿刺したのち切開している **3**。

具体的には、
- 局所に4％や8％リドカインスプレーを噴霧する。
- 2.5mLシリンジ、23G針を用いアドレナリン含有1％リドカインで膨隆している部分の粘膜表面とやや深部を麻酔する。この際に膿汁が引けることもある。
- 2.5もしくは5mLシリンジ、21〜22G針で穿刺し膿汁を吸引する。検体は嫌気状態のまま培養に提出する（ケンキポーター®などを用いる）。

膿瘍腔の位置が確認できたら排膿を行う。
- 穿刺排膿の場合、5もしくは10mLシリンジ、18G針を用いる。

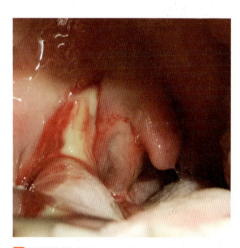

3 切開排膿（文献2より引用）

- 切開排膿の場合、11番メスなどのメスで粘膜切開を行うが、膿瘍壁まで切開しようとせず粘膜のみの切開にとどめ、モスキートペアンなどで膿瘍壁を穿破し開放する。このときに膿瘍壁を破る「プチッ」という感覚を感じることがある。

内頸動脈が中央側に大きく蛇行していることがあり、特に高齢者で注意する **4**。CTで走行を確認し、また、穿刺の際は針を外側に向けないよう意識する。

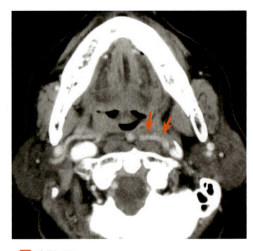

4 造影CT
内頸動脈の蛇行を認める。

参考文献

1) 鈴木賢二ほか：第5回耳鼻咽喉科領域感染症臨床分離菌全国サーベイランス結果報告. 日耳鼻感染症・エアロゾル 2015;3(1):5-19
2) 宗 謙次：危険な咽頭痛, レジデントノート 2014;16(11)増刊:94-95

● プライマリケアでよく出会う咽喉頭疾患

咽後膿瘍

頻度 ★☆☆　　緊急度 ★★★

> ⚠ 強い咽頭症状に加え頸部腫脹を認める場合は本疾患を疑う。

咽後膿瘍とは？

深頸部感染症のひとつで、咽頭後間隙内に炎症をきたし膿瘍を形成したものである。

原因として、急性咽頭炎、扁桃炎、異物などが考えられる。合併症としては縦隔炎、内頸静脈血栓症、敗血症などがあげられ、早期に的確な診断と治療を要する危険な疾患である。

症状

- 発熱、咽頭痛、嚥下時痛・嚥下困難など
  （場合により呼吸困難をきたすこともある）

問診

- 先行する感染の有無、歯ブラシ外傷や魚骨など異物穿刺の有無、合併症の有無

歯ブラシ外傷などでは、必ず穿刺物を持参させ欠損がないかを確認をする（欠損があれば体内遺残を考慮する）。

診察所見

- 咽頭後壁の腫脹
- 圧痛を伴う頸部腫脹

小児では頸部腫脹に伴い斜頸を認めることがあり、また頸部伸展障害など髄膜炎と鑑別を要する症状を呈することがある[1]。

頸部腫脹や斜頸は、咽後膿瘍に限らず深頸部膿瘍の所見である。

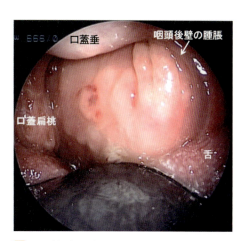

1 咽頭後壁の腫脹 （文献4より引用）
術中写真をわかりやすいように上下反転

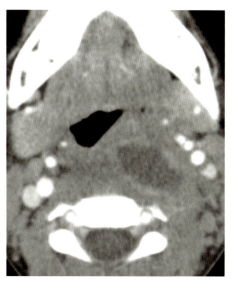

2 造影CT （文献4より引用）
咽頭後間隙に膿瘍形成を認める。

検査所見

血液検査で炎症反応を確認する。

頸部側面X線像（喉頭高圧側面X線）で椎体前軟部組織の肥厚を認める[2]が、正常像との鑑別は慣れないと難しい。本疾患を疑うときは造影CTを撮るべきである。

膿瘍形成の有無、進展範囲の確認には造影CTが必須の検査である[2]。小児の場合は川崎病で咽頭後間隙に咽後膿瘍類似の低吸収域を認めることがある[3]。造影剤を使用することで膿瘍との鑑別が可能になることが多いが、膿瘍形成前の蜂巣炎の状態では鑑別が難しく、経過も含め慎重な判断が必要となる。

検出菌は、咽後膿瘍以外の深頸部膿瘍も含むデータであるが、好気性菌では *Streptococcus* 属が多く、嫌気性菌では *Peptostreptcoccus* 属、*Bacteroides* 属などが多く検出されている[3]。抗菌薬選択では当然嫌気性菌をカバーする必要がある。

緊急度の評価は？

高熱、炎症反応が高いなど炎症が強いことが示唆される場合、また嚥下障害や呼吸苦がある場合は、緊急性が高い。

一般医の対応

治療は切開排膿[4]が原則となるため、耳鼻咽喉科常勤医のいる（小児の場合は小児科常勤医もいる）病院へ紹介する。

筆者の施設では、小児深頸部膿瘍はほとんどが小児科からの院内紹介である。

> **すぐに紹介可能な場合は**
>
> 即日、常勤耳鼻咽喉科医がいる（小児の場合は小児科常勤医もいる）病院へ紹介する。

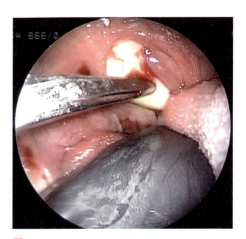

[4] 切開排膿 （文献4より引用）

[3] 川崎病
咽頭後間隙に低吸収域を認めるが、リングエンハンスメントは認めない。

> **すぐに紹介できない場合は**
>
> 抗菌薬の投与を開始し、可能な限り早く常勤耳鼻咽喉科医がいる（小児の場合は小児科常勤医もいる）病院へ紹介する。
>
> **【処方例】**（成人の場合）
> ユナシン®S　1回1.5〜3g　1日4回
> または
> ロセフィン®　1回2g　1日1〜2回 ＋ ダラシン®S　1回600mg　1日2回

参考文献
1) Craig FW, Schunk JE: Retropharyngeal abscess in children: clinical presentation, utility of imaging, and current management. *Pediatrics* 2003 Jun;111(6 Pt 1):1394-1398
2) Effmann EL: Neck and Upper Airway. *Caffey's Pediatric Diagnostic Imaging.* 10th edition, 777-809, Elsevior, 2004
3) 那須 隆, 小池修治, 青柳 優：深頸部感染症の起炎菌. *JOHNS* 2009;25(11):1623-1626
4) 宗　謙次：危険な咽頭痛. レジデントノート 2014;16 (11) 増刊：94-95

口腔粘膜病変（舌炎、口内炎）

頻度 ★★★　　緊急度 ★☆☆

⚠️ 口腔内アフタなど比較的接する機会が多い病態ではあるが、悪性腫瘍の可能性や全身疾患の部分症状である可能性に注意する。

口腔粘膜病変（舌炎、口内炎）とは？

　一般的に口内炎といわれることの多い口腔内アフタは、口腔粘膜に出現する大きさ10mm以下の円形ないし楕円形の境界鮮明な病変で、周辺に紅斑を伴い、表面に白色ないし黄色の偽膜を有する[1]。全人口の20％が口腔内アフタを経験しているとされる[2]。

　そのほか水疱や紅斑、びらん、潰瘍、白斑、色素沈着などの局所所見が口内炎に含まれる。

　口内炎ではないが、良悪性腫瘍など腫瘤を形成する病変も口腔粘膜病変に含まれるし、ベーチェット病や薬剤性など全身疾患の部分症状である可能性も考えられる [3]。

症状

- 腫脹、疼痛、出血、知覚鈍麻、味覚障害、色調の変化
- 開口障害、嚥下障害、構音障害、運動障害

問診

- 飲酒歴、喫煙歴
- 歯牙、義歯による物理的刺激の可能性（噛みぐせがないか？ あたっていないか？）、金属アレルギーの有無
- 熱傷の有無
- 口腔内乾燥の有無
- 貧血の有無、皮膚症状の有無、外陰部潰瘍やぶどう膜炎など全身疾患を疑う所見がないか？
- 抗癌剤など薬物投与との関連

診察所見

- アフタ ➡ 原因不明、ベーチェット病
- 水疱 ➡ ウイルス疾患、天疱瘡、類天疱瘡など
- 紅斑、びらん ➡ 多形滲出性紅斑、Stevens-Johnson症候群など
- 潰瘍 ➡ 褥瘡性潰瘍、HIV、悪性腫瘍など
- 白苔 ➡ 口腔カンジダなど
- 舌乳頭の萎縮、平滑な舌 ➡ 鉄欠乏性貧血、Hunter舌炎など

検査所見

　血液一般、ビタミンB_{12}、血清鉄、ウイルス抗体価測定（単純疱疹、帯状疱疹、EBVなど）

緊急度の評価は？

　ほとんどの口腔粘膜病変では緊急性はないが、呼吸苦や喘鳴の訴えがあるときやStevens-Johnson症候群が疑われるときは緊急で高次医療機関に紹介する。

一般医の対応

　全身疾患がなければ局所治療となる。ステロイド外用薬は感染症を伴う場合には使用しない。また、改善に乏しいときは専門医に紹介する。

　歯牙による物理的な刺激が明らかな場合は歯科に紹介する。

　なお、薬剤性口内炎、抗癌剤による口内炎については「重篤副作用疾患別対応マニュアル」（厚生労働省）を参照されたい。

1 口内炎の原因と分類 （山本祐三ら[3]）

1. 化学的ならびに物理的障害
    1) 化学的障害
    2) 物理的障害
        ①機械的障害
        ②温度による障害
        ③電気による障害
        ④放射線障害
2. 非特異的炎症
    1) カタル性口内炎
    2) ニコチン性口内炎
    3) 壊死性潰瘍性口内炎および壊疽性口内炎
    4) ジフテリア性口内炎
    5) 口角びらん、あるいは口角潰瘍
3. アフタ性疾患
    1) アフタ性口内炎
    2) ベーチェット病
4. 特異的炎症
    1) カンジダ症
    2) 放線菌症
    3) ムコール症
5. ウイルス性疾患
    1) 単純疱疹ウイルス
        ①急性疱疹性歯肉口内炎
        ②口唇ヘルペス
    2) 帯状疱疹ウイルスによる病変
    3) 手足口病
    4) 麻疹
6. 食品および化学的物質による口腔病変
7. 膠原病における口腔病変
    1) 紅斑性狼瘡
    2) Wegener 肉芽腫症
8. 原因不明の肉芽腫性病変
    1) クローン病
9. ビタミン欠乏の口腔粘膜病変
10. 血液疾患による口腔病変
11. 皮膚科的疾患
    1) 天疱瘡
        ①尋常性天疱瘡
        ②増殖性天疱瘡
    2) 水疱性類天疱瘡
    3) 粘膜類天疱瘡
    4) 多形性紅斑
    5) 扁平苔癬
    6) 川崎病
12. エプーリス

【処方例】[4]

①殺菌消毒薬
ポビドンヨード（イソジン® ガーグル）：希釈して1日数回うがい
塩化デカリニウム（SPトローチ）：1回1錠を1日6回投与

②抗炎症薬
アズレンスルホン酸ナトリウム（アズノール® うがい液4%）：希釈して1日数回うがい

③抗菌薬
テトラサイクリン（アクロマイシン® トローチ）：1回1錠を1日4〜9錠投与

④抗真菌薬
ミコナゾール（フロリード® ゲル経口用2%）：1日4回口腔内にまんべんなく塗布
※併用禁忌に注意
アムホテリシンB（ファンギゾン® シロップ）：5〜10mLを500mLの精製水で希釈し、1回50mLを1日3〜4回うがい
※適応症に注意

⑤ステロイド外用薬
デキサメサゾン（デキサルチン® 口腔用軟膏）：適量を1日数回患部に塗布

▶ 疼痛が強いとき

【処方例】 アズレンスルホン酸ナトリウム水和物・重曹（ハチアズレ®）10g＋リドカイン塩酸塩（キシロカイン®）10mL＋精製水500mL：1日数回うがい

参考文献

1) 西山茂夫：アフタおよび紅斑症，西山茂夫編：口腔粘膜疾患アトラス，81-93，文光堂，1982
2) 藤田かおり，高山幹子，石井哲夫：多発性アフタ性口内炎のステロイド治療．JOHNS 1998;14:1443-1447
3) 山本祐三，牧本一男：口内炎．新図説耳鼻咽喉科・頭頸部外科講座 4.口腔・咽頭・喉頭・気管・食道，14-19，メジカルビュー社，2000
4) 渡辺哲生：口内炎に対する局所薬物療法．ENTONI 2014;168:31-38

●プライマリケアでよく出会う咽喉頭疾患

口腔異物（外傷含む）

頻度 ★★☆　　緊急度 ★★☆

> ⚠ 転倒によるものが多い。異物残存の可能性があることや、脳脊髄や大血管損傷をきたす症例があることに注意する。

口腔異物とは？

小児が箸や歯ブラシなどをくわえたまま転倒し受傷する例が多い。深部に刺入したり、転倒の際の外力で折れて先端が残存することがある。

また、小児の場合、口腔からの距離が近いことから大血管や神経系の損傷をきたし重篤となる例があることにも注意する[1, 2]。

症状

- 咽頭痛、流涎、食思不振
- 気腫形成、膿瘍形成など

問診

小児では受傷の現場を見ていないことも多く、自身の訴えもはっきりしないことも多い。異物の先端が折れた場合は、確認のため残りの部分を持参してもらう必要がある。

診察所見

粘膜下に刺入してしまうと視診での確認は困難である 。深部に異物が存在する可能性を疑って診察、画像診断を行う。

検査所見

金属片やプラスチックはCTで比較的よく描出される **2** が、箸や木片などの有機異物はCT検査では描出困難である[3]。MRIが有用とする報告が多いが、刺入部が不明な場合は見逃す可能性もある。

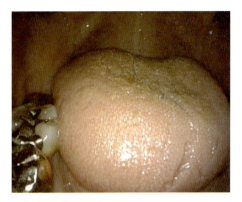

1 口腔異物の視診
食物の中に異物が混入していたとのことで受診。
視診では異物を指摘できない。
（この項の写真はすべて宗謙次提供）

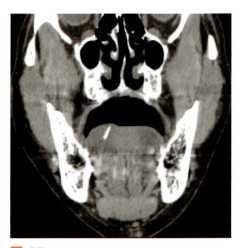

2 CT 右舌背付近に異物を認める。

4 どのような症例を高次医療機関に紹介するか （中島寅彦ほか：ENTONI[1]より引用）

1. 異物が見えている、あるいは確認されているが摘出できない
2. 異物が発見できない
   ① 呼吸困難を伴う、喘鳴を聴取する、その他気道異物が疑われる場合
   ② 全身状態（意識レベル）が低下
   ③ 顔面・口腔・咽頭内に傷があり、折れた箸の残りなどを持参している
   ④ X線（あるいは触診）上、皮下、椎前などに気腫がある
   ⑤ 幼小児、高齢者、精神疾患を有する患者で観察が難しい
   ⑥ 症状（痛み・違和感）が強い
   ⑦ 問診上、あるいは経過から異物が疑わしい

緊急度の評価は？

4 に示す場合は緊急で高次医療機関に紹介する必要がある。

一般医の対応

容易に抜去できる症例以外は、耳鼻咽喉科に紹介する。

参考文献
1) 中島寅彦ほか：耳鼻咽喉科領域の異物—迅速な救急対応. ENTONI 2008;96:10-13
2) 小林逸郎ほか：口腔内ハシ刺入による高位頸髄の障害. 臨床神経学 1981;27:607-609
3) 石井賢治, 松原 篤；口腔・咽頭異物. 耳喉頭頸 2005;77:283-287

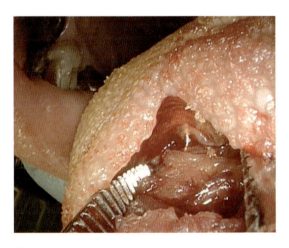

3 局所麻酔下に舌を切開し異物を摘出

●プライマリケアでよく出会う咽喉頭疾患

中咽頭異物

頻度 ★★★　　緊急度 ★☆☆

> ⚠ 受傷から時間が経過しても限局した痛みが継続する場合は、異物の残存や感染を強く疑う。
> 認知症や幼小児では、食事量の減少や流涎などから推察するしかない場合がある。

中咽頭異物とは？

魚骨異物が多く、そのほとんどが口蓋扁桃に存在するとされている[1]。

症状

- 咽頭痛、嚥下困難、流涎

受診時には自然脱落していることもあるが、異物が残存しているときは比較的限局した痛みを訴えることが多い。

問診

- 受傷時期、痛みの部位、食べた魚の種類
- 数日経過している場合は発熱などの有無

診察所見

口蓋扁桃に刺さる頻度が高いので、注意深く観察する 。舌根については、間接喉頭鏡や経鼻ファイバーを用いないと観察は困難である。

キシロカインビスカスやキシロカインネブライザーで咽頭麻酔を行うと観察、摘出がしやすくなる。

メチレンブルーで着色すると魚骨が発見しやすいという報告もある[2]。

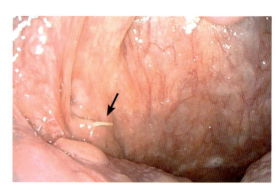

1 右口蓋扁桃下極に魚骨異物を認める
（写真提供：宗謙次）

検査所見

CTが魚骨の検出に有用とされ詳しい位置情報も得られるが、有機異物などでは描出されない場合もある[3]。

下咽頭〜頸部食道に存在する場合もあるので、頸部全体を撮影範囲とし、できる限り thin-slice で撮影する。

緊急度の評価は？

自然脱落することも多いが、周囲の粘膜が腫脹してくると摘出が困難になるため、咽頭痛が持続する場合は必ず専門医を受診するように指示する（前ページの表 **4** 参照）。

受傷から数日が経過している場合は異物の残存に加えて感染の合併が疑われるため、高次医療機関への紹介が必要である。

一般医の対応

▶ 受傷直後で異物が指摘できない場合

すぐに紹介できない場合は
痛みが続くようなら翌日の耳鼻科受診を指示

▶ 受傷直後で異物が指摘できるが摘出困難な場合

すぐに紹介可能な場合は
即日、耳鼻咽喉科に紹介

すぐに紹介できない場合は
絶食を指示し、翌日耳鼻科受診を指示

▶ 受傷から数日経過している場合

すぐに紹介可能な場合は
即日、耳鼻科紹介

すぐに紹介できない場合は
血液検査や画像診断で感染の有無を評価し、できる限り速やかに耳鼻科受診を指示

▶ 重症から数日経過し発熱など感染が疑われる場合

すぐに紹介可能な場合は
膿瘍形成や穿孔が疑われれば緊急で高次医療機関へ紹介

参考文献
1) 高根宏展：魚骨異物の診断と治療．JOHNS 1993;9:457-462
2) 丘村　熙　咽頭異物・喉頭異物．JOHNS 1991;7:36-40
3) 石井賢治，松原　篤；口腔・咽頭異物．耳喉頭頸 2005;77:283-287

●プライマリケアでよく出会う咽喉頭疾患

下咽頭異物

頻度 ★☆☆　　緊急度 ★★★

⚠️ 比較的大きな魚骨、義歯、PTP包装、食物塊などの報告が多い。
認知症を伴う高齢者に多いため、発見までに時間がかかることがある。

下咽頭異物、喉頭異物とは？

　口腔異物、中咽頭異物に比べると比較的大きな魚骨や義歯によるものが多い。認知症患者では本人の訴えがなく、義歯の紛失や嚥下障害などから異物が疑われることもしばしば経験する。

　喉頭異物の場合、異物の種類や大きさによっては気道閉塞をきたし窒息する。窒息はモチによるものが最も多い[2]。

症状

- 咽頭痛、嚥下時痛、食思不振、流涎

　炎症を生じると喉頭浮腫から呼吸困難、喘鳴などが生じる。

問診

- 受傷が疑われる日時、発熱の有無、義歯の形態など

　義歯などの場合は、上記のように本人への問診は困難なことが多く、受傷日時も判然としないことも珍しくない。

診察所見

　通常、口腔内からは観察できない。喉頭鏡を用いれば観察可能な場合もある。

検査所見

　義歯であれば単純X線写真で診断は可能であ

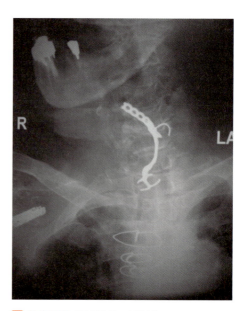

1 義歯異物（写真提供：宗謙次）

る[1]。魚骨の場合はCTで描出可能なことが多い[2]。頸部食道に存在することもあるので、口腔から上縦隔までを撮影範囲に含める。

緊急度の評価は？

　義歯のような巨大なものは内視鏡下での摘出は困難である。鉗子などで無理に摘出すると鉤の部分で穿孔をきたすことがあるため、専門医にまかせる。

　受診時にはすでに粘膜を貫通していることもある。①咽頭、食道腔外に脱出が疑われる場合、②粘膜下気腫が疑われる場合、③感染が疑われる場合は、特に緊急性が高い。

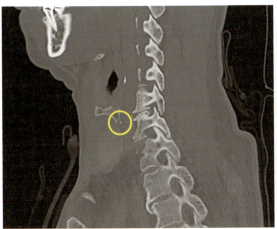 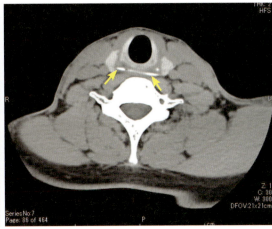

2 魚骨異物　輪状軟骨下縁の高さに 35mm の魚骨（ブリ）を指摘

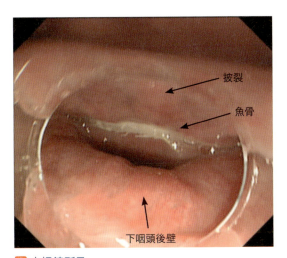

3 内視鏡所見
全身麻酔下に佐藤氏式弯曲型喉頭鏡を用いて視野を確保しながら、上部消化管内視鏡で魚骨異物を確認

一般医の対応

　食物塊などは喉頭鏡や内視鏡と鉗子を用いて摘出も可能であるが、しっかりと把持し気道異物にならないように注意する。掃除機を用いて吸い出す方法も行われる。喉頭異物が疑われて窒息の危険があるときは、ミニトラック®や輪状甲状間膜切開を躊躇してはならない。

　前述のように義歯による異物は穿孔のリスクがあり、一般医で無理に対応すべきではない。

参考文献
1) 白崎　隆, 松原　篤：咽頭・喉頭の異物. ENTONI 2008; 96:49-53
2) 向井美恵ほか：「食品による窒息の現状把握と原因分析研究」平成 19 年厚生労働科学特別研究事業, 厚生労働省 HP より

● プライマリケアでよく出会う咽喉頭疾患

咽喉頭腫瘍

頻度 ★☆☆　　緊急度 ★☆☆　（状況により救急車）

 腫瘍の位置や大きさによっては気道閉塞をきたす危険がある。
呼吸状態を確認し緊急性を評価する。

咽喉頭腫瘍とは？

嚥下障害や嗄声など腫瘍を想起させる症状が明らかな場合には、まずは専門医紹介となると思われる。ここでは、リンパ節腫脹や上部消化管内視鏡（GIS）の際に偶然発見されるような状況を想定して述べる。

咽喉頭領域の悪性腫瘍については上咽頭癌を除いて飲酒歴および喫煙歴が共通したリスクファクターとなるため問診が重要である。頭頸部癌と食道癌との重複症例も多いため、食道癌の既往の有無も重要な情報となる。

たとえば、下咽頭癌は嚥下困難などの自覚症状がない早期でも頸部リンパ節転移をきたしやすく、リンパ節炎などと診断されてしまうことも珍しくない。前述のようなリスクファクターのある頸部リンパ節腫脹症例では悪性腫瘍を疑うことが可能である。

近年、拡大内視鏡やNBI（Narrow Band Imaging）などにより、これまでほとんど発見されることがなかった咽喉頭領域の表在癌が指摘されるようになってきた[1, 2]。頭頸部癌取り扱い規約でも第5版（2012年）より表在癌の肉眼的分類が記載されており、臨床的にもGISの際に咽喉頭表在癌を疑われて耳鼻咽喉科に紹介されることが増えている。

実は、耳鼻咽喉科で用いられる咽喉頭ファイバーよりもGISの方が解像度に優れ、中咽頭後壁など部位によっては詳細な観察が可能である。したがってGISの際には、積極的に口腔咽喉頭領域もNBIで観察することが望ましい。

症状

- 嗄声、咽頭違和感、咽頭痛、嚥下時痛、嚥下困難など
- 気道狭窄がある場合は呼吸困難、吸気時喘鳴（red flag sign）
- 腫瘍では徐々に気道狭窄が進むため、呼吸困難の自覚に乏しいことがある。

1 咽喉頭の腫瘍および腫瘍と鑑別を要する疾患

炎症性疾患		腫瘍性および腫瘍類似疾患、嚢胞性疾患		全身疾患その他
喉頭疾患	咽頭疾患	喉頭疾患	咽頭疾患	
声帯ポリープ ポリープ様声帯 結核性喉頭炎 喉頭肉芽腫 急性喉頭蓋炎	咽頭カンジダ症 リンパ濾胞	喉頭癌 声帯結節 声帯白板症 喉頭蓋嚢胞 喉頭乳頭腫	上・中・下咽頭癌 乳頭腫 アデノイド遺残 口蓋扁桃、舌根扁桃肥大	Forestier病 アミロイドーシス

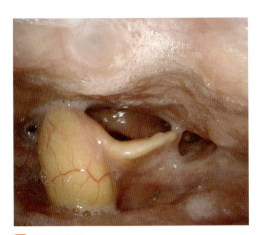

2 喉頭蓋嚢胞

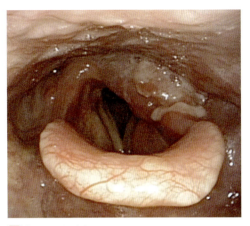

3 左下咽頭腫瘍

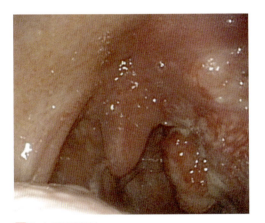

4 左中咽頭腫瘍

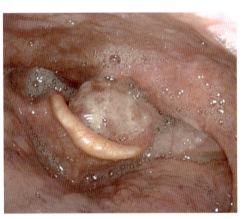

5 左下咽頭癌により声帯が全く観察できない
即日緊急気管切開となった。（写真提供：宗謙次）

問診

- 喫煙歴、飲酒歴
- 音声酷使の有無（声帯ポリープ、声帯結節など）
- 疼痛の有無、呼吸苦、誤嚥の有無
- 上咽頭癌：中国南部・東南アジア出身、EBVとの関連が指摘されている。
- 中咽頭癌：HPV
- 下咽頭癌：輪状後部癌においては慢性鉄欠乏性貧血（Plummer-Vinson症候群）

診察所見

- 呼吸状態、吸気時喘鳴の有無
- 一側性の扁桃肥大
- 頸部リンパ節腫脹の有無

検査所見

- 内視鏡下に腫瘍性病変の指摘
- NBIでのIPCL（intraepithelial papillary capillary loop）の指摘
- SpO_2 低下

すでに呼吸苦が明らかな場合は、仰臥位で急速に呼吸状態が悪化することがあるので画像診断は高次医療機関に委ねることが望ましい。

緊急度の評価は？

　腫瘍でも炎症でも上気道に閉塞機転がある場合には気道壁のflutteringによって吸気時の喘鳴が聴取されるので、緊急で高次医療機関に紹介する。さらに、呼吸苦のため仰臥位もとれない場合は超緊急である。

　このような症例では挿管はきわめて困難であり、無理に試みると喉頭痙攣や出血を誘発し窒息させてしまう危険もある[3]。気管切開を行うにしても、仰臥位もとれない超重症例では座位で行う必要があり高い技術が要求される。

　飛び込み受診や救急搬送症例では致し方ないことではあるが、少しでも上気道狭窄が疑われる場合は原因を診断することにこだわらず、早めに高次医療機関に緊急搬送することが望ましい。

一般医の対応

▶ 内視鏡などで偶然発見され呼吸苦、吸気時喘鳴がない場合

すぐに紹介できない場合は
後日、耳鼻科受診

▶ 呼吸苦や吸気時喘鳴などが認められる場合

すぐに紹介可能な場合は
緊急で高次医療機関へ紹介

参考文献
1) 矢野友規, 金子和弘, 大津　敦：他領域からのトピックス, 他科における最新の診断方法―消化器内視鏡検査. 日耳鼻 2014;117:881-886
2) Muto M, *et al*: Squamous cell carcinoma *in situ* at oropharyngeal and hypopharyngeal mucosal sites. *Cancer* 2004;101:1375-1381
3) 本間明宏, 鈴木崇祥：嗄声・呼吸困難・誤嚥. *ENTONI* 2011;128:8-13

●プライマリケアでよく出会う咽喉頭疾患

ムンプス（流行性耳下腺炎）

頻度 ★★☆　　緊急度 ★☆☆

 治療法はなくワクチン接種による予防のみである。

ムンプスとは？

パラミクソウイルス科のRNAウイルスであるムンプスウイルスによる感染症で、耳下腺腫脹や顎下腺腫脹をきたす。無菌性髄膜炎やムンプス難聴など多彩な随伴症状をきたす。14～21日の潜伏期間がある。

第二種感染症であり、学校保健法で出席停止が指示されていることに注意する。

「耳下腺、顎下腺または舌下腺の腫脹が始まった後5日を経過し、かつ、全身状態が良好となるまで」（学校保健安全法施行規則　2012年4月改正）

症状

- 一側または両側の耳下腺腫脹（時に顎下腺も腫脹する）
- 10％前後に髄膜炎を合併する
- 睾丸炎、卵巣炎、膵臓炎などの腺組織への感染をきたすことがある **1**
- ムンプス難聴（診断基準 **2** 参照）

問診

患者周囲でのムンプス流行の有無を確認する。問診上ムンプスの既往ありとなっていても、実は化膿性耳下腺炎の既往であることも多い。

診察所見

- ゴムボール様とも表現される弾性軟の耳下腺びまん性腫脹

1 ムンプスに合併しうる疾患 (占原俊雄[1]による)

- 無菌性髄膜炎
- 脳炎・脊髄炎
- 精巣（睾丸）炎・卵巣炎
- 膵臓炎
- 聴力障害（難聴）
- 心筋炎

2 ムンプス難聴の診断基準 (急性高度難聴調査研究班)

1. 確実例

(1) 耳下腺・顎下腺腫脹など臨床的に明らかなムンプス症例で、腫脹出現4日前より出現後18日以内に発症した急性高度難聴の症例（この場合、必ずしも血清学的検査は必要ではない）

(2) 臨床的にはムンプスが明らかでない症例で、急性高度難聴発生後から2～3週間後にかけて血清ムンプス抗体価が有意の上昇を示した症例

注1：(1)においては、初めの腫脹側からの日をいう
注2：(2)において有意とは、同時に、同一キットを用いて測定し4倍以上になったものをいう
注3：難聴の程度は必ずしも高度でない症例もある

2. 準確実例

急性高度難聴発症後3ヵ月以内にムンプスIgM抗体が検出された症例

3. 参考例

臨床的にムンプスによる難聴と考えられた症例

注1：家族・友人にムンプス罹患があった症例など
注2：確実例(1)における日数と差があった症例

- 耳下腺を圧迫してもステノン管から膿汁の排出はない

検査所見

- 血清アミラーゼ測定
- ムンプス IgM 抗体価の上昇

緊急度の評価は？

治療法はなく対症療法のみであるが、全身状態によっては入院を考慮する。

ムンプス難聴については残念ながら治療の効果はないため緊急性はないが、専門医の受診を指示する。

参考文献
1) 吉原俊雄：唾液腺感染症. *ENTONI* 2011；131：129-134

●プライマリケアでよく出会う咽喉頭疾患

唾液腺腫瘍

頻度 ★★☆　　緊急度 ★☆☆

 良・悪性を問わず、全例が手術適応である。
周囲との癒着、疼痛、顔面神経麻痺を認める場合は、悪性腫瘍が強く疑われる。

唾液腺腫瘍とは？

大唾液腺（耳下腺、顎下腺、舌下腺）および上部消化管、上気道に分布する小唾液腺に発生した腫瘍を指し、頭頸部腫瘍の約3％を占める。

耳下腺原発腫瘍が70％程度と最も多く、次いで顎下腺腫瘍が8％程度を占める。また、良性腫瘍が耳下腺では75％、顎下腺は約半数を占めるとされる。

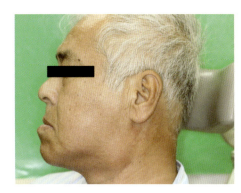

1 左耳下腺腫瘍　（写真提供：梅木寛）

症状

- 耳下腺腫瘍：耳前部、耳下部の腫脹、疼痛、顔面神経麻痺
- 顎下腺腫瘍：顎下部の腫脹、疼痛、口角麻痺（顔面神経下顎縁枝麻痺）、舌のしびれ（舌神経障害）

問診

- いつ頃気がついたか？　増大傾向にあるか？
- 疼痛、喫煙歴の有無

診察所見

- 腫瘍の大きさ、可動性、圧痛、皮膚との癒着
- 顔面神経麻痺の有無

検査所見

感染が疑われる場合は血液検査を実施する。画像診断としてはエコー、造影MRIが有用であるが基本的には専門医に任せる。

緊急度の評価は？

腫瘍性病変なので基本的には緊急性はなく後日耳鼻科受診でよい。顔面神経麻痺、疼痛を伴う場合、周囲との癒着がある場合は悪性腫瘍を疑い、早期に専門医に紹介する。

一般医の対応

▶ 急性炎症が疑わしい場合

すぐに紹介できない場合は

抗菌薬、鎮痛薬など処方し耳鼻科受診を指示

【処方例】
ユナシン® 3T 分3　またはフロモックス® 3T 分3
ロキソニン® 3T 分3

▶緩徐に増大する腫瘍の場合

すぐに紹介できない場合は
後日耳鼻科紹介へ

▶周囲との癒着、顔面神経麻痺、疼痛を伴う腫瘍の場合

すぐに紹介可能な場合は
悪性腫瘍を疑うので、なるべく早期に耳鼻科紹介

なお、他科で核出術や開放生検を行ってから紹介されることがしばしばある。悪性腫瘍では当然禁忌だが、良性腫瘍で頻度の高い多形腺腫は細胞播種から高率に再発をきたし、悪性化することもある。当然、開放生検は禁忌で、摘出の際も核出術では不十分であり、顔面神経を温存しつつ正常耳下腺組織を十分周囲に付けて摘出する必要がある。

つまり、良性腫瘍であったとしてもプライマリケア医にとっては切除、開放生検とも禁忌と考えて差し支えない。不用意に切除や生検を行うと細胞播種によって再発を繰り返すなど治療に難渋することになるため専門医以外での切除や生検は行わない。

第4章

プライマリケアでよく出会う
めまい

めまいの問診	110
眼振の見方、所見の書き方	113
良性発作性頭位めまい症（BPPV）	116
メニエール病	119
前庭神経炎	121
末梢性と中枢性めまいの鑑別	123

●プライマリケアでよく出会うめまい

めまいの問診

 鑑別診断を進める上で大切なのは中枢性めまいを見逃さないこと。
問診は鑑別診断に強力な手掛かりとなる。
急性期のめまいでは詳細な問診が難しい場合もある。

めまいの鑑別診断

めまいの鑑別診断では、ポイントを押さえながら問診を進めることが重要である。

めまいをきたす病態を **1** に示した[1]。頻度が高いのは末梢性めまい（特に良性発作性頭位めまい症：BPPV）であるが、めまい患者の数％は中枢性めまいとされており、この中には脳梗塞（主に小脳脳幹梗塞）が含まれる。

中枢性めまいを見逃さないためには、初診のめまい患者では神経症状の有無や脳卒中のリスクファクターとなるような既往歴の確認が重要となる。また、小脳下部の障害（特に後下小脳動脈の血管障害）では、強いめまいを訴えても明らかな神経症状や眼振がみられない場合もあり、注意が必要である。このような場合には、強い体幹失調の有無（立てない、歩けないなど）が鑑別に有用である。中枢性めまいの鑑別を念頭においたフローチャートを **2** に示す[2]。

末梢性めまいの大部分を占める内耳性めまいでは、疾患ごとに特徴的な症状があり、問診である程度の鑑別が行える場合もある。

めまい問診のポイント[3]

- いつ、どこで、なぜ？
 いつ：早朝、起床時
 どこで：布団の中で、台所で、職場で

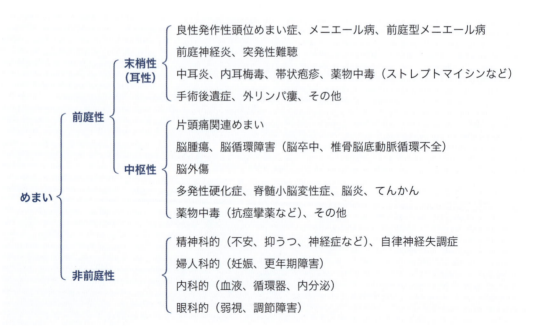

1 めまいの分類 （五島史行：*Equilibrium Res*[1] より引用）

なぜ：頭を動かしたら、立ち上がる際に、鼻をかんでから

- どのような性状のめまいか？
  回転性：末梢性に多い（BPPV、前庭神経炎、メニエール病など）
  浮動性：末梢性、中枢性（脳梗塞など）
  気が遠くなる感じ：全身疾患に多い（循環器疾患など）
  ※回転性めまいであっても、前下小脳動脈梗塞など中枢性の場合もあり得るので、柔軟な対応が必要である。

- めまいの持続時間はどれくらいか？
  瞬間的：起立性低血圧、上半規管裂隙症候群、循環器疾患など
  数秒から数分以内：BPPV、椎骨脳底動脈循環不全など
  数時間から半日：メニエール病、片頭痛関連めまいなど
  数日間以上：前庭神経炎、めまいを伴う突発性難聴、外リンパ瘻、聴神経腫瘍、脳血管障害、薬剤性など

- めまいの頻度
  発作性：BPPV、メニエール病、片頭痛関連めまいなど
  持続性：前庭神経炎、めまいを伴う突発性難聴など

- めまいに伴う随伴症状はないか？
  難聴、耳鳴、耳閉感 ➡ メニエール病など内耳性めまいを疑う。
  頭痛、手足のしびれ、構音障害、複視、嚥下障害など ➡ 中枢性の鑑別を。
  意識消失、胸痛、動悸、腹痛 ➡ 心血管系を疑う。

- 危険因子の確認
  高齢、脳卒中、糖尿病、高血圧、脂質異常症、不整脈、肥満、喫煙の有無など。

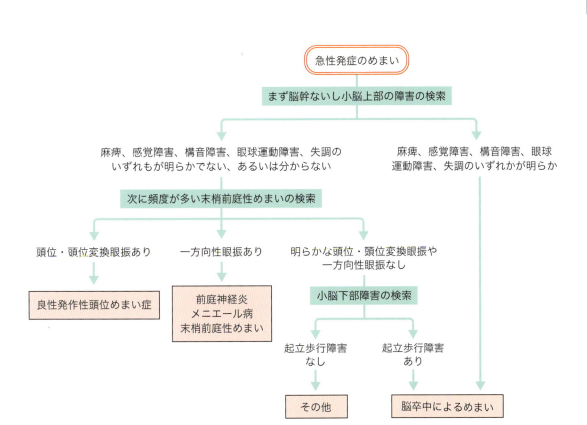

2 中枢性めまいを除外するフローチャート （城倉 健：JOHNS 2013；29 (11) より引用改変）

めまいの推移をはかる質問紙

診断を絞り込んでいくための問診とは異なるが、めまい症状の推移の指標として、めまいによる日常生活の障害度を自己評価する質問紙（Dizziness Handicap Inventory 日本語版 ❸）が有用である[4,5]。外来の待ち時間に記入してもらうとよい。

例外の存在

的確な問診により鑑別を進めていけるが、非典型例を含め例外は存在する。常に中枢性めまいの可能性を頭に入れて診療に臨むことが重要である。

参考文献

1) 五島史行：めまいと心因性疾患．Equilibrium Res 2012；71：1-9
2) 城倉 健：外来で目をまわさない めまい診療シンプルアプローチ，医学書院，2013
3) 田浦晶子：めまいの問診の要点．ENTONI 2016；189：7-13
4) 増田圭奈子ほか：めまいの問診票（和訳 Dizziness Handicap Inventory）の有用性の検討．Equilibrium Res 2004；63：555-563
5) Goto F, et al.: The Japanese version of the Dizziness Handicap Inventory as an index of treatment success: Exploratory factor analysis. Acta Otolaryngol 2011; 131:817-825

❸ DHI 日本語版（増田圭奈子，五島史行ら[4,5]）

1	上を見上げると、めまいは悪化しますか？	はい	時々	いいえ
2	めまいのために、ストレスを感じますか？	はい	時々	いいえ
3	めまいのために、出張や旅行などの遠出が制限されていますか？	はい	時々	いいえ
4	スーパーマーケットなどの陳列棚の間を歩く時に、めまいが増強しますか？	はい	時々	いいえ
5	めまいのために、寝たり起きたりすることに支障をきたしますか？	はい	時々	いいえ
6	めまいがひどいために、映画、外食、パーティーなどに行くことを制限していますか？	はい	時々	いいえ
7	めまいのために、本などを読むのが難しいですか？	はい	時々	いいえ
8	スポーツ、ダンス、掃除や皿を片付けるような家事などの動作でめまいが増強されますか？	はい	時々	いいえ
9	めまいのために、1人で外出するのが怖いですか？	はい	時々	いいえ
10	めまいのために、人前に出るのが嫌ですか？	はい	時々	いいえ
11	頭をすばやく動かすと、めまいが増強しますか？	はい	時々	いいえ
12	めまいのために、高い所へは行かないようにしていますか？	はい	時々	いいえ
13	寝返りをすると、めまいが増強しますか？	はい	時々	いいえ
14	めまいのために、激しい家事や庭掃除などをすることが困難ですか？	はい	時々	いいえ
15	めまいのために、周囲から自分が酔っているように思われているのではないかと心配ですか？	はい	時々	いいえ
16	めまいのために、1人で散歩に行くことが困難ですか？	はい	時々	いいえ
17	歩道を歩くときに、めまいは増強しますか？	はい	時々	いいえ
18	めまいのために、集中力が妨げられていますか？	はい	時々	いいえ
19	めまいのために、夜暗い中、家の周囲を歩くことが困難ですか？	はい	時々	いいえ
20	めまいのために、家に1人でいることが怖いですか？	はい	時々	いいえ
21	めまいのために、自分がハンディキャップを背負っていると感じますか？	はい	時々	いいえ
22	めまいのために、家族や友人との関係にストレスが生じていますか？	はい	時々	いいえ
23	めまいのために、気分が落ち込みがちになりますか？	はい	時々	いいえ
24	めまいのために、あなたの仕事や家事における責任感が損なわれていますか？	はい	時々	いいえ
25	身体をかがめると、めまいが増強しますか？	はい	時々	いいえ

● プライマリケアでよく出会うめまい

眼振の見方、所見の書き方

> ⚠️ 眼振には緩徐相と急速相があり、眼振の向きは急速相の向きで表す。
> 眼振の有無、できれば向きまで分かれば、診療情報として大変有用。

眼振とは？

　眼振は一定のリズムを持った眼球運動であり、緩徐相と急速相からなる衝動性眼振（いわゆる眼振）と、一定速度の往復運動からなる振子様眼振に分けられる。

　衝動性眼振は末梢前庭と中枢神経系（小脳、脳幹、大脳）のいずれの障害でもみられ、振子様眼振は一般に先天性眼振で多くみられる。

　眼振の緩徐相は末梢前庭機能または中枢神経系の左右の不均衡で生じる眼球偏位であり、急速相はこの偏位した眼球を正中に戻そうとする脳幹由来の眼球運動と考えられている[1]。

　プライマリケアの現場では、自発眼振、注視眼振、頭位眼振、頭位変換眼振の有無、またその向きについて観察できれば十分と思われる。

自発眼振の見方

　正面眼位（裸眼もしくはフレンツェル眼鏡）で観察する。

　末梢前庭性の自発眼振は、開眼時に抑制され、閉眼や暗所開眼などの非注視下（フレンツェル眼鏡は非注視状態の眼球運動を観察している）で増強する。中枢性眼振は開眼時にみられることが多く、先天性眼振は非注視下で抑制される[2]。

　<u>自発眼振で垂直性眼振、純回旋性眼振がみられる場合には中枢性疾患の鑑別が必要である。</u>

注視眼振の見方

　明所で指標を注視した時に出現する眼振。頭位を一定とし、眼前約50cmの指標を正面および左右上下約30度で静止、注視させ、眼振を観察する 。45度以上の側方注視では生理的眼振が出現する。注視方向に向かう眼振が観察される場合は、小脳や脳幹の障害を疑う。

　中枢性眼振や先天性眼振では注視や固視で眼振が増強し、末梢性眼振では注視時に眼振が抑制される傾向にある[3]。

頭位眼振の見方

　原則として非注視状態（フレンツェル眼鏡か赤外線CCDカメラを装用した状態）で観察する。

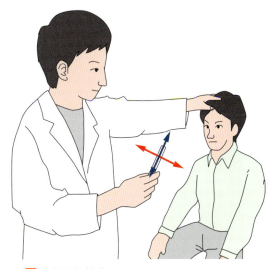

1 注視眼振検査
指標を左右上下に約30°動かして静止、注視させる。

頭位眼振検査は、仰臥位および懸垂頭位で、頭をゆっくり左右にまわした位置で眼振を観察する **2**A。眼振は方向固定性眼振、方向交代性眼振に分けられるが、これらは内耳性めまい、中枢性めまいのいずれの場合でも起こり得る。眼振の向きのほかにも、頭を動かしてから眼振が出現するまでの時間（潜時）や、頭位変換の反復による眼振の減衰（疲労現象）の有無にも注意して観察する。

方向固定性眼振の場合、基本的には眼振の向きは健側へ向かう。

方向交代性眼振には、右下頭位で右向き眼振が、左下頭位で左向き眼振がみられる方向交代性下向性眼振と、右下頭位で左向き、左下頭位で右向き眼振がみられる方向交代性上向性眼振がある。方向交代性下向性眼振は内耳性めまい（主に良性発作性頭位めまい症）で観察されることが多いが、方向交代性上向性眼振は内耳性、中枢性いずれでもみられるため、中枢性疾患の鑑別が必要である。

内耳性の場合には頭位変換を繰り返すことで眼振が小さくなる疲労現象がみられるが、中枢性の場合には疲労現象が乏しく、一定の大きさの眼振を反復する。

頭位変換眼振の見方

頭位変換眼振検査は、フレンツェル眼鏡装用などの非注視下条件で、急速に頭位を変換する場合の眼振を観察する。

座位と懸垂頭位でそれぞれ正面位で頭位を変化させる Stenger 法と、座位と懸垂頭位でそれぞれ左右45度の頸部捻転位で頭位を変化させる Dix-Hallpike 法がある **2**B。後半規管型良性発作性頭位めまい症が疑われる場合、患側の評価には Dix-Hallpike 法での観察が必要である[3]。

眼振の記載方法

眼振の記載方法は **3** のようになっている[4]。

めまいを訴える患者で眼振が観察されないことはしばしば経験するが、眼振の有無とその向きを評価することは患側の推定、病的状態の客観的裏付けとなるため、重要である。また一般的には、右向き眼振の場合には時計回りに、左向き眼振の場合には反時計回りに視界が回って見えるとされており、どのように視界が回っていたかの聴取は眼振の向きの推定に参考になる[3]。

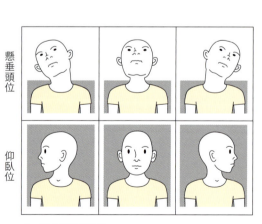

A．頭位眼振検査

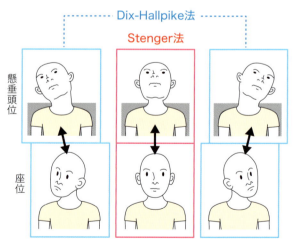

B．頭位変換眼振検査

2 頭位眼振検査・頭位変換眼振検査 （宮崎浩充：レジデントノート[3] より引用）

3 眼振の記載方法

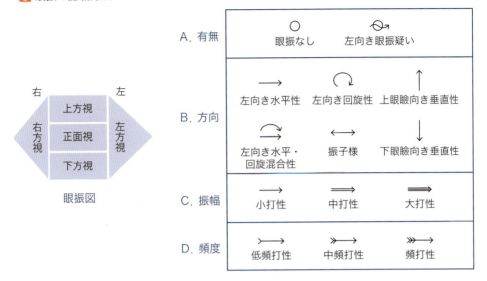

めまい患者を診察する機会は多く、そのほとんどは末梢性であるため、つい先入観を持って診察に臨みがちであるが、思わぬ落とし穴に陥る危険性があり、特に初診患者の診察には注意が必要である。診察所見に比べて明らかに具合が悪そうな患者を見た場合には、中枢性めまいの鑑別を行う。

参考文献
1) 小松崎篤 編：CLIENT21 めまい・平衡障害．中山書店, 1999
2) 日本耳鼻咽喉科学会編：耳鼻咽喉科学用語解説集, 2010
3) 宮崎浩充：一般医が知っておくべき耳鼻咽喉科領域の診察．レジデントノート 2014；16：2016-2023
4) 切替一郎 原著, 野村恭也 監, 我君孝 編：新耳鼻咽喉科学 第11版, 南山堂, 2012

●プライマリケアでよく出会うめまい

良性発作性頭位めまい症（BPPV）

頻度 ★★★　　緊急度 ★★☆

> めまいの原因疾患として最も多い。
> 耳石器から脱落した耳石が半規管内に迷入することで生じる。
> 頭の位置を変えるたびに数十秒程度の回転性めまいが誘発される。
> 神経症状、蝸牛症状（難聴・耳鳴・耳閉感など）は伴わない。
> 予後は良好で1～2週間で軽快することが多い。

良性発作性頭位めまい症とは？

耳石器（主に卵形嚢）にある耳石の一部が脱落して半規管の中に迷入することで生じる。耳石が剥がれる原因として加齢、頭部外傷、内耳障害、睡眠頭位などが示唆されているが[1]、はっきりしない場合も多い。更年期以降の女性に多く、骨粗鬆症との関連も推測されている[2]。

解剖学的位置関係から、耳石が迷入しやすいのは後半規管、外側半規管の順であり、前半規管に入り込むことはほとんどないとされる。耳石の迷入部位が半規管内にある場合と膨大部（クプラ）にある場合で眼振の性状が異なり、それぞれ半規管結石型、クプラ結石型と呼ばれる。

症状

頭の位置を変えること（寝返りや起き上がる際など）で回転性めまいが誘発されるが、安静にて数十秒程度で治まる。頭位の変換でめまいは反復する。

めまい時には神経症状や蝸牛症状（難聴、耳鳴り、耳閉感など）は伴わない。

頭位を変えた後、眼振が出現するまでに数秒程度の時間差があり（潜時）、何度かめまいが起きる頭位をとっていると眼振は軽減する（減衰現象）。

3割程度の患者で、BPPVが再発するとされている。

問診

- めまいの性状、持続時間
- めまいが起こる誘因、めまいに伴う随伴症状
- 中枢性めまい危険因子の確認

診察所見

- 鼓膜所見、神経症状の確認、体幹失調の有無、簡易聴力検査（Weber法、Rinne法）
- 基本的には鼓膜所見、聴力、神経症状には異常所見はみられない
- 眼振の評価（自発眼振、注視眼振、頭位眼振、頭位変換眼振）
- 基本的には自発眼振、注視眼振はみられない

後半規管型BPPVが疑われる場合には（頭位変換眼振検査で眼振が強くみられる場合）、患側を推定するために頭位変換眼振検査でDix-Hallpike法[1]まで行うことが望ましい。

後半規管型BPPVでは患側向きDix-Hallpike法で座位から懸垂頭位にした際に垂直回旋混合性眼振（患側に回旋しながら上眼瞼に向かう）が、懸垂頭位から座位にした際にはその逆に向かう眼振（健側に回旋しながら下眼瞼に向かう）がみられる。

外側半規管型BPPV（半規管結石型）では頭位眼振検査で方向交代性下向性眼振（右下頭位で右向き、左下頭位で左向き）がみられる。通常、

患側が下になる頭位で眼振が強い。

外側半規管型BPPV（クプラ結石型）では頭位眼振検査で方向交代性上向性眼振（右下頭位で左向き、左下頭位で右向き）がみられる。通常、健側が下になる頭位で眼振が強い。方向交代性上向性眼振は小脳病変でもみられることがあり、中枢性の鑑別が必要である。

責任病巣となる半規管は1つとは限らない。複数の半規管に耳石が入ると、眼振は合算された向きに出る。また1つの半規管内でも、耳石の位置は半規管内からクプラへ、またはその逆へ移行することもあり、その場合は診察のたびに眼振の性状が変化する[1]。

また、BPPVは内耳障害があると発症しやすくなる。もともと存在する内耳障害で眼振が修飾されている場合もあり、典型的な眼振がみられないこともある[1]。

BPPVが疑われ、責任半規管の推定ができるようなら、頭位治療の施行も有用である。後半規管型であればエプリー法、外側半規管型であればレンパート法が推奨されるが、めまいの状況によっては安静を優先させる（筆者は、めまいがひどい時には無理に行わないようにしている）。眼振ははっきりしないが、症状、経過からBPPVが疑われる場合には、寝返り体操❶やブラント・ダロフ法❷を指導し、自宅で行っていただくのがよい[4]。

緊急度の評価は？

診断がつけば基本的には対症治療でよいが、発症初期でめまいがひどい場合には点滴、入院なども考慮する。

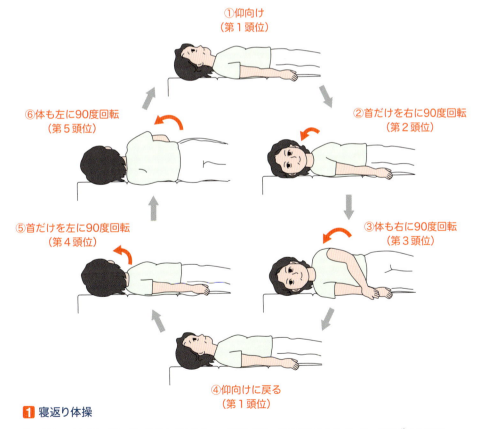

❶ 寝返り体操

①〜⑥までそれぞれ「10」ずつ数えながら行う。　（五島史行：自宅で治せるめまいリハビリ[4]より引用）

一般医の対応

BPPV が疑われたらまずは対症的に治療
抗めまい剤の処方、必要なら点滴も

めまい、嘔吐などひどければ入院も考慮

【処方例】

内服：セファドール® 3T 分3（めまいがひどければ 6T 分3）、アデホスコーワ 3g 分3

点滴（例）：①ラクテック® 500 mL ＋プリンペラン® 1A、②メイロン® 40 mL をゆっくり静注、③めまいがひどい場合にはアタラックス®P（25 mg）1A ＋生食 100 mL を 30 分で点滴

※急性期のめまい抑制に最も効果的なのは③とされる 3)

参考文献
1) 稲垣太郎, 鈴木 衞：BPPV 診断と鑑別のポイント—半規管結石とクプラ結石. ENT 臨床フロンティア；めまいを見分ける・治療する, 内藤 泰編, 156-162, 中山書店, 2012
2) 重野浩一郎：生活習慣と BPPV. *JOHNS* 2006;22:191-194
3) 五島史行, 矢部はる奈, 小川 郁：めまい急性期における薬物選択. 耳鼻臨床 2009;102:315-320
4) 五島史行：自宅で治せるめまいリハビリ 第 2 版, 金原出版, 2016

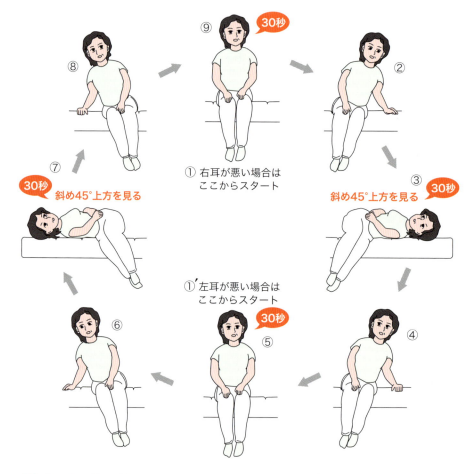

2 ブラント・ダロフ法 （五島史行：自宅で治せるめまいリハビリ 4) より引用）

● プライマリケアでよく出会うめまい

メニエール病

頻度 ★★☆　　緊急度 ★★☆

> 病態は内リンパ水腫と考えられ、蝸牛症状（難聴・耳鳴・耳閉感）を伴うめまい発作を反復する。
> 疲労・ストレスを避け、適度な運動を勧める。

メニエール病とは？

　難聴、耳鳴、耳閉感を伴うめまい発作を反復するめまい疾患で、病態は内リンパ水腫と考えられている。

　内リンパ水腫が起こる原因はよく分かっておらず、経過中に30％程度の症例で両側性に移行する。

　ストレス、疲労、悪天候（特に台風、低気圧）などがめまい発作に影響することが多い。

　蝸牛症状の増悪・軽快を反復するがめまい発作を伴わない蝸牛型メニエール病、まためまい発作を反復するが蝸牛症状を伴わない前庭型メニエール病などの非定型例が存在する。

　メニエール病の診断は主にその症状によるところが大きい。2015年バラニー学会（Barany Society）で作成された診断基準[1,2]を示す **1**。日本でも2008年に厚生労働省研究班によって診断基準が作成され、診断ガイドラインが利用できる[3]。診断には他のめまい疾患を除外することが必要である。

　治療法はまだ確立されていないが、一般的にまずは内服・有酸素運動・水分摂取・生活指導を試みる。これらの保存的治療で、概ね良好な経過観察が可能となる場合が多い。

　めまい発作のコントロールが難しい場合には、経鼓膜換気チューブ留置、中耳加圧療法、内リンパ嚢開放術、ゲンタマイシン（またはステロイド）鼓室内投与、前庭神経切断術などが検討される[3]。

症状

　難聴、耳鳴、耳閉感を伴うめまい発作を反復する。

　めまい発作の持続時間は20分から12時間程度

1 メニエール病の診断基準　（文献[1,2]より）

メニエール病 確実（definite）例
A　20分から12時間続く、2回以上の回転性めまい発作
B　発作の前、最中、後に少なくとも一度は純音聴力検査で低音から中音の感音難聴が片側にあること
C　変動する耳症状（難聴、耳鳴りや耳閉塞感）があること
D　他の前庭疾患に該当しない
メニエール病 疑い（probable）例
A　20分から24時間続く、2回以上の回転性めまい発作
B　変動する耳症状（難聴、耳鳴りや耳閉塞感）が患側にあること
C　他の前庭疾患に該当しない

であり[2]、蝸牛症状以外の神経症状は伴わない。

聴力は低音部から障害されることが多く、耳鳴も低音から始まることが多い。

メニエール病の初回発作では、めまいを伴う突発性難聴と区別することは難しい。

問診

めまいの問診の項を参照。

診察所見

発作時には定方向性の水平回旋混合性眼振がみられることが多い。めまい発作開始直後は刺激性眼振（患側に向かう眼振）が起こり、後に麻痺性眼振（健側に向かう眼振）に移行するが、診察時には麻痺性眼振が観察されることが多い。

検査所見

純音聴力検査では病初期は低音域から難聴が起こることが多い。病期の進行に伴って中音〜高音域でも難聴が生じる。

緊急度の評価は？

めまい発作時にはまず安静、点滴などで対応するが、めまいがひどいようなら入院を考慮する。

初回発作時にはめまいを伴う突発性難聴と鑑別できないため、早急に耳鼻咽喉科に紹介する。

一般医の対応

すぐに紹介可能な場合は
めまい発作がひどければ、早急に耳鼻咽喉科紹介

すぐに紹介できない場合は
まずは対症的に治療を行う

参考文献
1) Lopez-Escamez JA, Carey J, Chung WH, et al.: Diagnostic criteria for Meniere's disease. *J Vestib Res* 2015; 25:1-7
2) 五島史行, 室伏利久：メニエール病の診断基準. *Equilibrium Res* 2015;74:299-301
3) 前庭機能異常に関する調査研究班編：メニエール病診療ガイドライン 2011 年版

●プライマリケアでよく出会うめまい

前庭神経炎

頻度 ★☆☆　　緊急度 ★★★

⚠ 蝸牛症状、神経症状を伴わない激しいめまいが1日〜数日間続く。
健側に向かう定方向性の強い眼振がみられる。
急性期のステロイド投与が予後（ふらつき）の改善に有用である。
入院治療が必要となることが多い。

前庭神経炎とは？

　突発的に発症する末梢性めまい疾患で、前庭神経の急性炎症で起こると推測されている。激しい回転性めまいが1日〜数日間続き、入院治療が必要となることが多い。蝸牛症状（難聴、耳鳴り、耳閉感）および他の神経症状は伴わない。回転性めまいは数日で改善するが、ふらつきが長期間続く場合が多い。

　発症機序はよく分かっていないが、循環障害や、感冒様症状の後で起こることがあるためウイルス感染の関与などが推測されている[1]。

　診断の手引きとして診断基準[2]が示されている 。

　近年は神経耳科学的検査の進歩により（SVV、oVEMP、cVEMP、カロリック検査など）、炎症の主座の推定が可能となってきている（上前庭神経炎または下前庭神経炎など）。

　通常は状況に応じて、安静、補液、制吐薬、抗めまい薬、抗不安薬などの対症療法が行われるが、急性期には末梢神経障害に対する抗神経浮腫、神経血流改善、神経障害修復などの効果を期待して、突発性難聴の治療に準じたステロイド治療が推奨されている[3]。

　前庭神経炎でめまいが治癒していく過程には2つの機序が推測されている。半規管機能低下が改善してめまい感が消失する場合（末梢機能回復）は予後良好である。一方、半規管機能低下が十分改善せず、めまい感の消失を中枢前庭神経系の可塑性に頼る場合（中枢前庭代償）には、体動時の浮遊感が長期間続く。後者は特に高齢者で多くみられ、めまいによる日常生活の障害度が強くなることが多い[3]。

　急性期を過ぎた後は、中枢の前庭代償を促すため、平衡訓練（めまいリハビリテーション）が重要である。

1 前庭神経炎の診断基準 （文献2より引用）

1. めまいを主訴とする大発作は通常一度である。
2. 温度刺激検査によって半規管機能の一側または両側性の高度低下ないし消失を認める。
3. めまいと関連を持つ蝸牛症状および神経症状を認めない。

症状

　前庭神経の炎症であり、聴覚症状（難聴、耳鳴、耳閉感など）は伴わず、前庭神経以外の神経症状もみられない。

　激しい回転性めまいが1日〜数日間続くため、入院治療が必要となることが多い。

問診

　めまいの問診の項（110ページ）を参照。

診察所見

鼓膜所見は正常で、第Ⅷ脳神経（前庭神経）以外の神経症状・小脳症状はみられない。

自発・注視眼振、頭位眼振検査、頭位変換眼振検査とも、健側に向かう強い眼振（麻痺性眼振）がみられる。

検査所見

確定診断には温度刺激検査（カロリック検査）で患側の高度半規管機能低下を確認する。

画像検査では明らかな異常所見はみられないが、内耳道に前庭神経の炎症像（造影効果など）が示唆される場合がある。

緊急度の評価は？

激しいめまいが続くため、早急の入院治療が必要になることが多い。

予後

急性期の回転性めまいは強烈であるが、一般に予後は良い。半規管機能低下が軽度ほど、中枢前庭代償は速やかに進む[5]。

ふらつきが残存する場合にはめまいリハビリテーションが有効である。

一般医の対応

すぐに紹介可能な場合は

即日、耳鼻咽喉科または入院可能な施設に紹介

すぐに紹介できない場合は

プレドニン® 30 mg（概ね 0.5 mg/kg/日）から漸減で内服、早急に耳鼻咽喉科紹介

めまい、嘔吐などひどければ入院も考慮

【処方例】点滴（例）：

① ラクテック® 500 mL ＋プリンペラン® 1A
② メイロン® 40 mL をゆっくり静注
③ めまいがひどい場合にはアタラックス® P（25 mg）1A ＋生食 100 mL を 30 分で点滴

※急性期のめまい抑制に最も効果的なのは③とされる[3]。

参考文献

1) 日本耳鼻咽喉科学会編：耳鼻咽喉科学用語解説集，2010
2) 渡辺つとむ ほか：前庭機能異常に関する疫学調査報告（続報）—とくに外来初診症例における各種前庭機能障害の比率について．耳鼻臨床 1984；77：2079-2085
3) 北原 糺：前庭神経炎に対するカクテル療法．ENTONI 2010；120：95-99
4) 五島史行，矢部はる奈，小川 郁：めまい急性期における薬物選択．耳鼻臨床 2009；102：315-320
5) 北原 糺ほか：末梢前庭疾患の残存前庭機能と動的前庭代償．日耳鼻 2007；110：720-727

◉プライマリケアでよく出会うめまい

末梢性と中枢性めまいの鑑別

 めまい診療のポイントの1つは、中枢性めまいを見逃さないこと。
末梢性めまいではめまい以外（第Ⅷ脳神経以外）の神経症候を伴わない。
脳神経症状、小脳症状、体幹失調の有無を必ず確認する。

末梢性めまいと中枢性めまいの鑑別のポイントは、問診、神経所見、眼振の評価にある。しかし判断が難しい場合も多く、迷ったら二次医療機関または専門科に相談するのが適切と思われる。

問診

めまい問診のポイントとして以下の項目が挙げられる。

- どのような性状のめまいか？
  回転性、浮動性、気が遠くなりそうな感じなど
- めまいの持続時間はどれくらいか？
  数分間、数時間、数日間など
- めまいが起こる誘因はあるか？
  特定の姿勢や頭位、その他めまいが起こるきっかけはないか？
- めまいに伴う随伴症状はないか？
  難聴、耳鳴り、耳閉感、頭痛、意識消失、手足のしびれ、構音障害、複視、嚥下障害など
- 危険因子の確認
  高齢、脳卒中、糖尿病、高血圧、脂質異常症、不整脈、肥満、喫煙の有無など

問診でめまいの原因疾患をある程度絞り込んでいける場合もあるが、しっかりと神経所見をとり、眼振の性状を確認することが重要である。

確認すべき神経所見[2]

急性発症の中枢性めまいの原因は、ほとんどの場合、脳幹か小脳の血管障害である。

脳幹障害でめまいが生じている場合には、運動麻痺や感覚障害など、めまい以外の神経症状を伴いやすい。

小脳上部の障害（上小脳動脈、前下小脳動脈領域の障害）では、小脳性運動失調が出現しやすい。しかし、小脳下部の障害（後下小脳動脈領域の障害）では四肢の測定障害や構音障害はきたさない。この場合、一見めまい以外の神経症状がないようにみえるが、強い体幹失調（起立・歩行障害）が出現するので、必ず体幹失調の有無を確認する。

中枢性めまいに伴うめまい以外の神経症候のスクリーニングを以下に示す。

① 患者の訴え
  ものが二重に見える（複視）、呂律が回らない（構音障害）、手や足・顔面の動きにくさやしびれ感

② 神経所見
  指標の追視、構音障害のチェック（「パタカ」の繰り返し）、Barré徴候の有無、反復拮抗運動・指鼻試験の確認、起立・歩行障害の有無

中枢性めまいでみられる自発眼振

自発眼振で純垂直性または純回旋性眼振がみられる場合は中枢の病変を考える。

下眼瞼向き眼振は主に小脳の障害、上眼瞼向き眼振は主に延髄や中枢の障害、純回旋性眼振は主に延髄の障害でみられる。

前下小脳動脈の梗塞（AICA症候群）やワレン

ベルグ症候群（延髄外側症候群）の場合には健側に向かう方向固定性水平性眼振や水平回旋混合性眼振がみられる場合があるが、その他の神経症状がみられる場合が多いので、中枢性めまいの診断がつきやすい。具体的には、AICA症候群では患側の顔面神経麻痺や手足の運動失調、ワレンベルグ症候群では感覚障害、構音障害、嚥下障害などの症状がみられる。

Visual suppression test（正面固視）で眼振が弱くなれば末梢性、強くなるようなら中枢性を疑う。

中枢性めまいでみられる注視眼振

注視方向に向かう眼振が観察される場合は、小脳や脳幹の障害を疑う。これは眼位を正中から外れた位置に保持する機構が障害されるために起こる。

中枢性めまいでみられる頭位眼振

方向交代性上向性眼振（右下頭位で左向き、左下頭位で右向きの眼振）がみられる場合には小脳虫部の障害も鑑別する。この場合には体幹失調（起立・歩行障害）の有無を確認する。

方向交代性上向性眼振は外側半規管型BPPV（クプラ結石型）で多くみられる。

方向交代性下向性眼振（右下頭位で右向き、左下頭位で左向きの眼振)の場合には耳性めまい(外側半規管型BPPV（半規管結石型))と判断してよい。

参考文献
1) 城倉　健：外来で目をまわさない めまい診療シンプルアプローチ，医学書院，2013
2) 城倉　健：中枢性めまいを見落とさないポイントは？ JOHNS 2013;29:1879-1885

第5章

プライマリケアでよく出会う
顔面神経麻痺

顔面神経麻痺（総論） 126
Bell 麻痺 129
Hunt 症候群 131

●プライマリケアでよく出会う顔面神経麻痺

顔面神経麻痺（総論）

頻度 ★★☆　　緊急度 ★★★

⚠ 顔面神経麻痺の評価ができるようになる。

顔面神経麻痺とは？

顔面神経麻痺の原因は中枢性、末梢性に分けられる。日常診療で多くみられるのはBell麻痺とHunt症候群であり、全体の約70%を占める[1]）。

その他の末梢性顔面神経麻痺の原因として、外傷性、中耳炎（急性中耳炎 、真珠腫性中耳炎など）、腫瘍性（耳下腺腫瘍、顔面神経鞘腫など）がある。

症状

水が口から漏れる、片方の目が閉じられないなどの症状で受診されることが多い。

問診[2]）

- **発症様式**：急激か、緩徐か、反復性か
  Bell麻痺、Hunt症候群などでは、発症後数日間で症状が進行するのが一般的である。緩徐に進行した場合や、反復性の場合は腫瘍性も疑う。
- **随伴症状の有無**：耳症状（耳痛、皮疹、中耳炎の既往、めまい、難聴）、中枢神経症状

診察所見

- **中枢性か末梢性か**：前額部の麻痺の有無、中枢神経症状の有無で鑑別を行う。
- 耳鏡にて中耳炎の確認、皮疹の確認（耳介、外耳道、口腔粘膜）、耳下腺の触診

顔面神経麻痺の評価[2,3]）

顔面神経麻痺の評価法は、顔面各部位の動きを評価しその合計で評価する40点法（柳原法）[4]）❷と、顔面全体の動きを概括的にとらえて評価するHouse-Brackmann法[5]）❸があり、欧米では後者を用いることが多い。

40点法は原則として0点（高度麻痺）、2点（部分麻痺）、4点（ほぼ正常）で評価し、1点と3点はつけない。合計が0〜8点を完全麻痺、10点以上を不全麻痺、10〜18点を中等症、20点以上を軽症とする。

検査所見

- **聴力検査・平衡機能検査**：Hunt症候群などで難聴やめまいを伴うことがある。
- **CT**：外傷後の側頭骨骨折の有無
- **Gd（ガドリニウム）造影MRI**：顔面神経鞘腫の検索

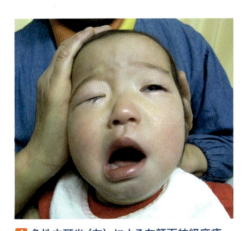

❶ 急性中耳炎（左）による左顔面神経麻痺
啼泣状態にもかかわらず、左眼瞼が閉じられない。鼓膜チューブ挿入術・抗菌薬投与などの治療により1ヵ月で治癒した。（写真提供：宗 謙次）

2 40点法（柳原法） （柳原尚明ほか：日耳鼻 4) より引用改変）

顔面神経麻痺の重症度評価に用いる。

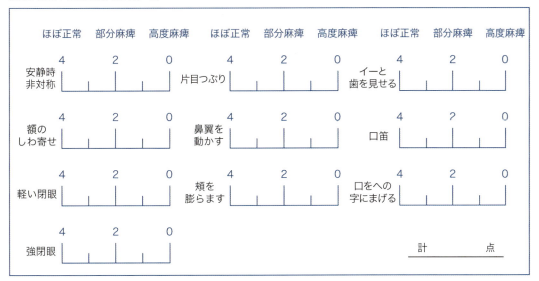

4点：左右差がない、またはほとんどない（ほぼ正常）
2点：明らかに左右差があるが、患側の筋収縮がみられる（部分麻痺）
0点：筋収縮が全くみられない（高度麻痺）

3 House-Brackmann法 （顔面神経麻痺診療の手引 5) より引用）

grade		安静時	額のしわ寄せ	閉眼	口角の運動	共同運動	拘縮	痙攣	全体的印象
I	正常	正常	正常	正常	正常	—	—	—	正常
II	軽度麻痺	対称性 緊張 正常	軽度 〜 正常	軽く閉眼可能、軽度非対称	力を入れれば動きが軽度非対称	−(±)	−(±)	−(±)	注意してみないとわからない程度
III	中等度麻痺	対称性 緊張 ほぼ正常	軽度 〜 高度	力を入れれば閉眼可能、非対称明瞭	力を入れれば動きが非対称明瞭	＋ 中等度	＋ 中等度	＋ 中等度	明らかな麻痺だが、左右差は著明ではない
IV	やや高度麻痺	非対称性 緊張 ほぼ正常	不能	力を入れても閉眼不可	力を入れても非対称明瞭	++ 高度	++ 高度	++ 高度	明らかな麻痺、左右差も明瞭
V	高度麻痺	非対称性 口角下垂 鼻唇溝消失	不能	閉眼不可	力を入れてもほとんど動かず	—	—	—	わずかな動きを認める程度
VI	完全麻痺	非対称性 緊張なし	動かず	動かず	動かず	—	—	—	緊張の完全喪失

緊急度の評価は？

原疾患によるが、急激に発症したものは一般的に緊急度が高い。

一般医の対応

次項にて解説する。

参考文献
1) 池田　稔：A 顔面神経麻痺診療の基礎知識．III 急性末梢性神経麻痺の疫学，日本顔面神経研究会編，顔面神経麻痺診療の手引，6-7，金原出版，2011
2) 吉田尚弘：第 2 章 耳鼻のどの疾患の診かた．3. 顔面神経麻痺への対応，レジデントノート 2014；16(11)増刊：71-76
3) 村上信五：B. 顔面神経麻痺の診断．III 顔面神経麻痺の評価，日本顔面神経研究会編，顔面神経麻痺診療の手引，29-31，金原出版，2011
4) 柳原尚明ほか：顔面神経麻痺程度の判定基準に関する研究．日耳鼻 1977；80：799-805
5) House JW, Brackmann DE：Facial nerve grading system. *Otolaryngol Head Neck Surg* 1985；93：146-147

◉プライマリケアでよく出会う顔面神経麻痺

Bell 麻痺

頻度 ★★☆　　緊急度 ★★★

> ⚠ Bell 麻痺と Hunt 症候群の鑑別が重要。

Bell 麻痺とは？

膝神経節における単純ヘルペスウイルス (HSV)-1 の再活性化が、多くの症例の原因であると考えられている[1]。

Bell 麻痺では良好な自然治癒が認められ、71% が House-Brackmann の評価法で全く後遺症のない grade I まで、また 83% が満足な改善といえる grade II まで自然回復する[2]。

発症後 3 日～1 週間は顔面神経麻痺が炎症、浮腫、変性により悪化する[3]が、その後、一定期間内に改善を示す。したがって、改善のない例や増悪する例などでは、麻痺の原因として腫瘍などを疑う必要がある[2]。

症状

顔面神経麻痺以外の症状はない。

問診

- **発症様式**　Bell 麻痺は急激な発症で、発症後数日間で症状が進行するのが一般的。
- **随伴症状の有無**　顔面神経麻痺以外の症状はない。

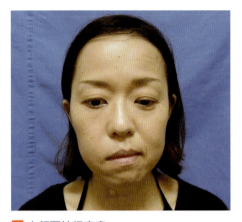

1 右顔面神経麻痺
安静時非対称を認める。（写真提供：宗 謙次）

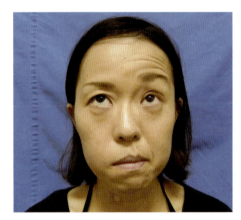

2 麻痺側（右）は額のしわ寄せができない
末梢性顔面神経麻痺を示唆する所見である。

診察所見

- 主に Hunt 症候群との鑑別が重要となる。皮疹や難聴、めまいがないかを重点的に診察する。
- 40 点法（柳原法）[4]による重症度の評価を行う。

検査所見

臨床的に Bell 麻痺と鑑別困難な ZSH（zoster sine herpete：無疱疹性帯状疱疹）との鑑別のために、血清抗 VZV 抗体価の測定を考慮する。

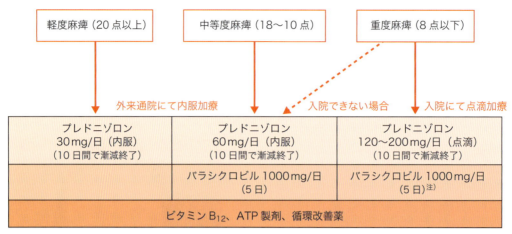

3 Bell麻痺急性期の治療（麻痺発症7日以内に治療を開始する場合）　（顔面神経麻痺診療の手引[5]より引用）

緊急度の評価は？

早期治療が重要であり、可能な限り早急に耳鼻咽喉科医に紹介する。

一般医の対応

すぐに紹介可能な場合は

即日、耳鼻咽喉科紹介

すぐに紹介できない場合は

【処方例】　中等度麻痺 **3** に対し

プレドニン® 60mg　内服
バルトレックス® 1000mg/日

処方し、可能な限り早急に耳鼻咽喉科紹介
※糖尿病や腎機能障害などの既往も考慮して処方すること

Bell麻痺の薬物療法のポイントは、麻痺の重症度を評価し、早期に適切な薬剤を適切な量で投与することである[5]。高度麻痺で保存的治療に反応しない場合、顔面神経減荷術を行うことがある。

Bell麻痺の治癒率は90％[3]と高いが、逆にいうと10％は治癒しないということであり、可能な限り早急に専門医に紹介する。神経浮腫のピークは発症1週間前後であり、治療にもかかわらず進行する可能性も本人・家族に説明する。

参考文献

1) 池田　稔：A顔面神経麻痺診療の基礎知識．I顔面神経麻痺診療の基礎知識，日本顔面神経研究会編，顔面神経麻痺診療の手引，1，金原出版，2011
2) 池田　稔：A顔面神経麻痺診療の基礎知識．III急性末梢性顔面神経麻痺の疫学，日本顔面神経研究会編，顔面神経麻痺診療の手引，9，金原出版，2011
3) 吉田尚弘：第2章 耳鼻のどの疾患の診かた．3.顔面神経麻痺への対応，レジデントノート 2014；16(11)増刊；71-76
4) 柳原尚明ほか：顔面神経麻痺程度の判定基準に関する研究．日耳鼻 1977；80：799-805
5) 村上信五：C急性期の治療．II急性末梢性顔面神経麻痺に対する急性期の治療，日本顔面神経研究会編，顔面神経麻痺診療の手引，55-59，金原出版，2011

●プライマリケアでよく出会う顔面神経麻痺

Hunt症候群

頻度 ★☆☆　　緊急度 ★★★

> ⚠️ Bell麻痺との鑑別が肝。
> ZSH（zoster sine herpete：無疱疹性帯状疱疹）の存在を知る。

Hunt症候群とは？

膝神経節における水痘・帯状疱疹ウイルス（varicella zoster virus：VZV）の再活性化が原因と考えられている[1]。

顔面神経麻痺、耳介 または口腔咽頭の帯状疱疹 ❷、第Ⅷ脳神経症状の3主徴を認める場合を完全型、いずれか1つを欠くものを不全型に分類する。帯状疱疹・第Ⅷ脳神経症状を伴わず、臨床的にはBell麻痺と鑑別困難なZSH（zoster sine herpete：無疱疹性帯状疱疹）も不全型Hunt症候群に含まれる[2]。

Hunt症候群の場合、自然経過で顔面神経麻痺が完全に治癒するのは40％と報告され、Bell麻痺と比べ予後不良である[3]。特に完全麻痺例ではわずか10％しか自然治癒せず、不全麻痺例の自然治癒率66％に比べて予後不良である[3]。

症状

顔面神経麻痺以外に、帯状疱疹、第Ⅷ脳神経症状（耳鳴、難聴、めまい）を伴う。ただし、ZSHは皮疹を伴わず、痛みのみ伴う。

問診

随伴症状の有無：帯状疱疹（皮疹・粘膜疹）、第Ⅷ脳神経症状（耳鳴、難聴、めまい）

診察所見

- 皮疹・粘膜疹（耳介・外耳道・頸部・舌・口腔粘膜）、難聴、めまいなど

顔面神経麻痺に遅れて皮疹が出現することもあるので、発症後2週間以内は疱疹の有無を観察

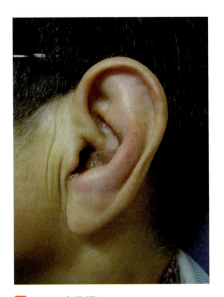

❶ Hunt症候群
左耳介の発赤を認める。（写真提供：宗 謙次）

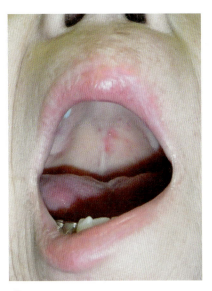

❷ Hunt症候群
患側（左）の口腔咽頭にのみ粘膜疹を認める。見逃しやすいので注意して観察を行う。

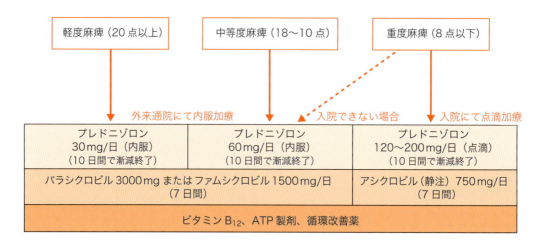

図3 Hunt 症候群急性期の治療（麻痺発症7日以内に治療を開始する場合）（顔面神経麻痺診療の手引[6]より引用）

する[4]。
- 40点法（柳原法）[5]による重症度の評価を行う。

検査所見

- 聴力検査・平衡機能検査：聴力検査で高音部にごく軽度の閾値上昇が認められる例がある[4]。
- ウイルス抗体価測定：Hunt 症候群の確定診断、ZSH と Bell 麻痺との鑑別に血清抗 VZV 抗体価の測定が用いられる[4]。

緊急度の評価は？

早期治療が重要であり、可能な限り早急に耳鼻咽喉科医に紹介する。

一般医の対応

すぐに紹介可能な場合は

即日、耳鼻咽喉科紹介

すぐに紹介できない場合は

【処方例】 中等度麻痺 3 に対し

プレドニン® 60 mg 内服
バルトレックス® 3000 mg/日

処方し、可能な限り早急に耳鼻咽喉科紹介
※糖尿病や腎機能障害などの既往も考慮して処方すること

参考文献

1) 池田　稔：A 顔面神経麻痺診療の基礎知識．I 顔面神経麻痺診療の基礎知識，日本顔面神経研究会編，顔面神経麻痺診療の手引，1，金原出版，2011
2) 古田　康：B 顔面神経麻痺の診断．II 原因疾患・病態の診断，日本顔面神経研究会編，顔面神経麻痺診療の手引，23，金原出版，2011
3) 池田　稔：A 顔面神経麻痺診療の基礎知識．III 急性末梢性顔面神経麻痺の疫学，日本顔面神経研究会編，顔面神経麻痺診療の手引，9，金原出版，2011
4) 古田　康：B 顔面神経麻痺の診断．II 原因疾患・病態の診断，日本顔面神経研究会編，顔面神経麻痺診療の手引，20-21，金原出版，2011
5) 柳原尚明ほか：顔面神経麻痺程度の判定基準に関する研究．日耳鼻 1977；80：799-805
6) 村上信五：C 急性期の治療．II 急性末梢性顔面神経麻痺に対する急性期の治療，日本顔面神経研究会編，顔面神経麻痺診療の手引，55-59，金原出版，2011

第 6 章

プライマリケアでよく出会う
嚥下障害

嚥下障害のスクリーニング法 134
嚥下障害の外科的治療 137

●プライマリケアでよく出会う嚥下障害

嚥下障害のスクリーニング法

 嚥下障害が疑われる場合は、まず「聖隷式」などの嚥下に関する質問用紙を行う。

嚥下障害のスクリーニング法とは？

嚥下障害が疑われる場合、日本耳鼻咽喉科学会の嚥下障害診療ガイドラインでは、問診から精神・運動機能の評価、口腔・咽頭・喉頭などの診察を経て、嚥下内視鏡検査に至る診療アルゴリズムが示されている **1**。

このうち口腔・咽喉頭の詳細な検査や嚥下内視鏡は一般医では困難であるため、本邦で普及している聖隷式などの嚥下に関する質問用紙 **2** を用いるとよい。さらに可能であれば、嚥下障害の簡易検査（スクリーニング検査 **3**）を行う。

症状

- のどの閉塞感、食事中のむせ、引っかかり感や咳の出現
- 錠剤が飲みにくい
- 頻回の発熱、体重減少など

問診

本人の自覚が乏しい場合も多く、嚥下障害を疑う場合には詳細に聴取する必要がある **4**。聖隷式の質問用紙を用いると簡便に嚥下障害のスクリーニングが可能となる。

診察所見

歯牙の状態も含めた口腔内の衛生環境、舌・軟口蓋の動き、gag reflex（咽頭反射）などを観察する。実際の観察項目は多岐にわたるが[1]、一般医でのすべての観察は困難であり、詳細な診察

1 嚥下障害の診療アルゴリズム

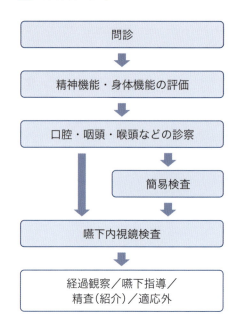

は専門医に任せる。

口腔内が汚い場合は不顕性誤嚥による肺炎の増悪に繋がるため、歯科の口腔ケアが必要である。

脳梗塞や神経筋疾患があると、舌・軟口蓋の動きが不良となることが多い。

加齢などの要因で gag reflex の低下・消失が起こると、嚥下障害の一因となる場合がある[4]。

検査所見

必要に応じて採血、胸部 X 線検査を行い、誤嚥性肺炎や栄養状態をチェックする。嚥下障害があると徐々に体重減少をきたし、栄養状態も悪化する。

2 摂食・嚥下障害の質問紙(聖隷式) （大熊るりほか：日摂食嚥下リハ会誌[2]より引用）

氏名 _____

年齢　　歳　男・女
平成　　年　月　日
身長　　cm　体重　　kg

あなたの嚥下の状態について、いくつかの質問をいたします。いずれも大切な症状です。
よく読んでA、B、Cのいずれかに丸を付けて下さい。この2,3年のことについてお答え下さい。

1	肺炎と診断されたことがありますか？	A. 繰り返す	B. 一度だけ	C. なし
2	やせてきましたか？	A. 明らかに	B. わずかに	C. なし
3	物が飲み込みにくいと感じることがありますか？	A. よくある	B. ときどき	C. なし
4	食事中にむせることがありますか？	A. よくある	B. ときどき	C. なし
5	お茶を飲むときにむせることがありますか？	A. よくある	B. ときどき	C. なし
6	食事中や食後、それ以外の時にものどがゴロゴロ（たんがからんだ感じ）することがありますか？	A. よくある	B. ときどき	C. なし
7	のどに食べ物が残る感じがすることがありますか？	A. よくある	B. ときどき	C. なし
8	食べるのが遅くなりましたか？	A. たいへん	B. わずかに	C. なし
9	硬い物が食べにくくなりましたか？	A. たいへん	B. わずかに	C. なし
10	口から食べ物がこぼれることがありますか？	A. よくある	B. ときどき	C. なし
11	口の中に食べ物が残ることがありますか？	A. よくある	B. ときどき	C. なし
12	食物や酸っぱい液が胃からのどに戻ってくることがありますか？	A. よくある	B. ときどき	C. なし
13	胸に食べ物が残ったり、つまった感じがすることがありますか？	A. よくある	B. ときどき	C. なし
14	夜、咳で寝られなかったり、目覚めたりすることがありますか？	A. よくある	B. ときどき	C. なし
15	声がかすれてきましたか？（がらがら声、かすれ声など）	A. たいへん	B. わずかに	C. なし

Aが1つでもあれば「嚥下障害あり」、Bに複数の回答があっても「嚥下障害疑い」または「臨床上問題ないレベル」と判定する

3 嚥下障害の簡易検査(スクリーニング検査)

反復唾液嚥下テスト	空嚥下を30秒間何回できるか測定する。3回未満であれば異常
30mL水飲みテスト	常温水30mLを嚥下させ、むせや呼吸変化などを測定する
（改訂水飲みテスト）	冷水3mLを嚥下させる（嚥下障害のハイリスク患者）
パルスオキシメーター	嚥下時の血中酸素飽和度の低下を測定する
頸部聴診	嚥下後の呼吸音の変化や頸部の雑音を測定する
嚥下前後X線撮影	造影剤の嚥下前後での誤嚥の有無や咽頭残留の有無を確認する

4 嚥下障害の問診項目 （二藤隆春：ENTONI[3]より引用）

むせ（食形態は？）、咳（いつ？）、痰（いつ？ 性状・量は？ 食物残渣は？） 発熱、嚥下困難感（食形態は？）、咽頭残留感（どこに？）、嚥下痛 鼻咽腔逆流、声の変化（湿性嗄声など）、呼吸苦・窒息、胃食道逆流症状
食欲低下、体重減少、摂食時の様子（姿勢、介助、集中力） 摂食内容（食事の種類・形態、嗜好の変化）、所要時間、補助栄養（方法、栄養剤の種類・量） 義歯の使用（適合性、摂取困難な食物）、誤嚥性肺炎の既往 嚥下障害をもたらす疾患の既往（脳梗塞や神経筋疾患など） 嚥下障害に対する治療歴（回復期以降）

5 改訂水飲みテスト（3mL） （摂食・嚥下障害の治療・対応に関する統合的研究[5]より引用）

〔方法〕	口腔内を少量の水などで潤した状態にする。冷水 3 mL を口の中に注ぎ嚥下を命じる。判定基準に従い 5 段階で評価し、4 点以上なら最大 3 回まで施行し、最低点を判定結果とする。4 点以上であれば誤嚥の可能性は低いと判定する。
〔判定基準〕	1：嚥下なし、むせる and/or 呼吸変化あり 2：嚥下あり、呼吸変化あり（不顕性誤嚥の疑い） 3：嚥下あり、むせる and/or 湿性嗄声あり 4：嚥下あり、むせない and/or 呼吸変化・湿性嗄声なし 5：4 に加え、30 秒以内に空嚥下が 2 回可能 （判定不能：口から出す、無反応）

緊急度の評価は？

緊急度は低いが、問診やスクリーニング検査で嚥下障害が疑われる場合には耳鼻咽喉科医に紹介する。

一般医の対応

聖隷式の質問用紙で嚥下障害が疑われる場合は、嚥下障害のスクリーニング検査を行う。嚥下障害のスクリーニング検査は色々あるが、反復唾液飲みテスト 3 や改訂水飲みテスト 5 が一般的に用いられている。

スクリーニングを行い嚥下障害が疑われる場合には、嚥下機能検査（嚥下内視鏡検査、嚥下造影検査など）が必要となるので耳鼻咽喉科医に紹介する。

参考文献
1) 日本耳鼻咽喉科学会：嚥下障害診療ガイドライン 2012 年版，金原出版，2012
2) 大熊るりほか：摂食・嚥下障害スクリーニングのための質問紙の開発．日摂食嚥下リハ会誌 2002；6：487-488
3) 二藤隆春：嚥下障害の診断．ENTONI 2015；175：1-9
4) 聖隷嚥下チーム：嚥下障害ポケットマニュアル 第 3 版．医歯薬出版，2011
5) 才藤栄一ほか：平成 11 年厚生科学研究補助金（長寿科学総合研究事業）「摂食・嚥下障害の治療・対応に対する総合的研究」総括研究報告書．1-18, 1999

● プライマリケアでよく出会う嚥下障害

嚥下障害の外科的治療

 高度な嚥下障害に対して、外科的治療により嚥下機能の改善や誤嚥が防止できる可能性がある。

嚥下障害の問題点

嚥下障害における問題点として、経口的栄養摂取の障害と誤嚥性肺炎がある[1]。

嚥下障害が軽度な場合にはリハビリテーションなどによって対応するが、重度の場合には経鼻経管栄養や中心静脈栄養などの代替栄養の適応となる。その際に、気道管理として気管切開が施行され、気管カニューレが装着されることがある。気管切開自体は嚥下障害を改善することはなく、かえって嚥下障害を助長する可能性がある ❶。

嚥下障害が高度な症例に対して、外科的治療により嚥下機能の改善や誤嚥が防止できる可能性がある。

嚥下障害の外科的治療

外科的治療には、呼吸および発声機能を温存したままで嚥下機能を補うことによって経口摂取を可能とする「嚥下機能改善手術」と、発声機能を喪失するが誤嚥を消失させる「誤嚥防止手術」の2つがある ❷。

一般的には高度嚥下障害症例には嚥下機能改善手術または誤嚥防止手術、嚥下不能症例には誤嚥

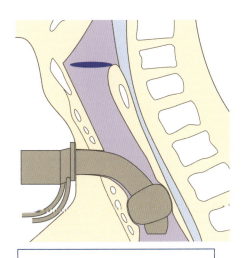

- 喉頭の挙上制限
- 声門下圧の低下
- カフによる食道の圧排
- 気管・喉頭感覚の低下
- 喉頭クリアランスの低下

❶ 気管切開が嚥下に及ぼす影響
（大前由紀雄：ENTONI[2] より引用）

❷ 嚥下障害に対する外科的治療 （渡邊健一，河本愛[3]）

I．嚥下機能改善手術	
1．咽頭内圧上昇	咽頭弁形成術 咽頭縫縮術 （咽頭壁補強術） （甲状軟骨側板切除術）
2．食道入口部開大	輪状咽頭筋切断術 喉頭挙上術
3．喉頭挙上	喉頭挙上術 舌骨下筋群切断術
4．喉頭閉鎖の強化	声帯内方移動術 披裂軟骨内転術 甲状軟骨形成術I型 声帯充填術 声帯内注入術 筋膜挿入術 喉頭蓋管形成術
II．誤嚥防止手術	
1．喉頭温存	喉頭レベルでの閉鎖 喉頭蓋披裂部縫合術 仮声帯縫着術 声帯縫着術 気管レベルでの閉鎖 喉頭気管分離術 気管食道吻合術
2．喉頭非温存	喉頭全摘出術
III．その他	
	気管切開術

防止手術を行う。術式の選択には患者の嚥下機能を正確に評価し、患者および家族の希望や目標を把握することが重要となるため、実際には両術式とも選択できず、気管切開および気管カニューレによる気道管理をされている症例も多い。

手術の適応が、機能改善が見込める症例か、もしくはかなり高度な障害に限定されているのも事実である[3]。

嚥下機能改善手術の適応

嚥下機能改善手術は、半年〜1年以上の嚥下リハビリテーションを行っても効果がない場合に適応とされることが多い。高度な誤嚥のためにリハビリテーションが不能な例や、嚥下機能の回復に限界があると見込まれる症例では、早期の手術適応となり得る。脳梗塞後遺症のように嚥下機能が多段階で障害されている症例では、手術効果は低くなる。

一方、声帯麻痺などの末梢神経障害や頭頸部癌の術後などの部分的な機能障害では、手術効果があがる。パーキンソン病などの進行性疾患では手術効果が一時的になるため、手術適応については慎重にならざるを得ない[3,4]。

誤嚥防止手術の適応

誤嚥防止手術は、①高度誤嚥による誤嚥性肺炎の既往や可能性がある、②症状が固定もしくは進行性である、③構音機能や発声機能が高度に障害されている、④患者や家族が発声機能の喪失に納得している、などの条件が満たされている場合に適応となる[1,3]。

基礎疾患や全身状態の面からは早い時期に施行されることが望ましいが、発声可能な状況での適応は困難であり、手術時期が遅れる傾向となる。発声機能を喪失するため、手術に踏み切るタイミングが難しいのが現状である。

一般医の対応

一般医で外科的治療の適応を決めるのは困難であるが、嚥下障害のある患者および家族が経口摂取に対して意欲があり、誤嚥性肺炎を繰り返して困っている場合には、外科的治療の適応を考慮し、耳鼻咽喉科医に紹介相談する。

参考文献
1) 日本耳鼻咽喉科学会：嚥下障害診療ガイドライン 2012 年版，金原出版，2012
2) 大前由紀雄：嚥下障害患者における気道管理．*ENTONI* 2013；150：22-28
3) 渡邊健一，河本愛：嚥下障害・誤嚥に対する手術療法．*ENTONI* 2015；175：57-64
4) 胃瘻造設時嚥下機能評価 加算要件準拠，嚥下機能評価研修会テキスト

Q&A

プライマリケア医から耳鼻咽喉科医への質問

耳疾患に関する Q&A 140
難聴に関する Q&A 142
鼻疾患に関する Q&A 147
扁桃炎に関する Q&A 154
その他の咽喉頭疾患に関する Q&A 159
めまいに関する Q&A 165
顔面神経麻痺に関する Q&A 170
嚥下障害に関する Q&A 172

●プライマリケア医から耳鼻咽喉科医への質問

高齢者の慢性滲出性中耳炎で、抗菌薬の点耳で一時的には良くなるものの再発する患者さんをどうするべきか？

 ## まずは中耳炎の正確な診断を

　滲出性中耳炎は7歳以下の小児に好発し、8歳以降では激減します。ところが中年以降になると再び増加し、50〜60歳頃に小さなピークを形成します。その原因として、中耳腔の排液を司る耳管機能の低下が挙げられています[1]。

　一般的にはクラリス®などのマクロライド薬やムコダイン®などのカルボシステインで治療し、改善がみられなければ鼓膜穿刺で排液を行います。

　質問者は抗菌薬の点耳を用いているようですが、抗菌薬の点耳液は外耳道炎、鼓膜炎や穿孔を伴う慢性中耳炎には有効ですが、鼓膜穿孔のない滲出性中耳炎に対して効果はありません。もし点耳液で改善するようであれば、前述の疾患を疑うべきです。

　滲出性中耳炎の場合、繰り返し再発する場合には、好酸球性中耳炎やANCA関連血管炎性中耳炎などの難治性の中耳炎や上咽頭腫瘍などが疑われます。外耳道炎や鼓膜穿孔性中耳炎の場合でも、悪性外耳道炎、結核性中耳炎や真珠腫性中耳炎などが疑われます[2]。どちらにしても経過が長期にわたり、再発を繰り返すようであれば耳鼻咽喉科への紹介が望ましいです。

 ## どうしても耳鼻咽喉科紹介が困難な場合は？

　僻地などで耳鼻科紹介が非常に困難な場合には、側頭骨CT、頭部MRIを検討してください。側頭骨CTでは中耳・内耳に骨破壊を伴う軟部組織陰影の有無を確認します。頭部MRIでは真珠腫性中耳炎、コレステリン肉芽腫などの中耳炎の鑑別、耳性頭蓋内合併症や悪性外耳道炎による頭蓋底骨髄炎、上咽頭腫瘍などの腫瘍性病変の有無を確認します[3,4]。

参考文献
1) 中野雄一：高齢者における病態生理と対応—高齢者の滲出性中耳炎の病態とその対応．日耳鼻 2001；104：216-7
2) 飯野ゆき子：難治性中耳炎に対する診断と治療咽喉頭異常感症．日耳鼻 2015；118：1160-1163
3) 内藤　泰：側頭骨の画像診断．日耳鼻 2015；118：182-191
4) 尾尻博也：耳鼻咽喉科領域の画像評価—鼻副鼻腔および側頭骨領域．日耳鼻 2013；116：1083-1092

● プライマリケア医から耳鼻咽喉科医への質問

耳垢は掃除しない方が良いといわれるけど、なぜ？

 耳垢による防御作用

　鼓膜や外耳道上皮の角質層が外耳道の入口部に移動することを**マイグレーション**（migration）といいます。マイグレーションによって移動した上皮の角質層が軟骨部外耳道で剥離し、耳垢腺（アポクリン腺の一種）や皮脂腺からの分泌物により耳垢が形成されます。このマイグレーションがあるため、耳垢は頭位変換や咀嚼運動によって自然に排出されます[1]。

　耳垢は、細菌や真菌から外耳道や鼓膜を防御するという重要な働きがあり、酸性（ほぼ pH 5）による殺菌作用や非特異的抗菌物質であるリゾチームや IgA などを含むことによる抗菌作用、脂質による皮膚表面の保護・潤滑作用などがあります[2]。

 耳掃除は1ヵ月に1回？

　耳掃除を行うと耳垢による防御作用がなくなること、耳掃除によって外傷性外耳道炎や鼓膜穿孔を引き起こす可能性もあることから、一般的には耳掃除はしない方が良いと思われます。

　掃除するにしても、外耳道の奥に綿棒や耳かきを挿入すると、耳垢を押し込んでしまい、耳垢栓塞になる可能性があります。そのため、掃除する範囲は見える範囲で十分です。耳掃除の頻度に関する研究報告がないため断言はできませんが、一般に1ヵ月に1回程度で良いと思われます。

参考文献
1) 中島庸也：耳垢栓塞．新図説耳鼻咽喉科・頭頸部外科講座 2．中耳・外耳．80-81，メジカルビュー，2000
2) 岩崎　聡ほか：乾性耳垢と湿性耳垢の脂肪酸分析による比較．耳鼻 2011;57:35-41

●プライマリケア医から耳鼻咽喉科医への質問

原疾患がない耳鳴にはどんな治療がお勧めですか？

耳鳴の治療は難渋することが多いですが、近年カウンセリングや Tinnitus Retraining Therapy（TRT）の有効性が示されています。

 ## 指示的カウンセリング

耳鼻咽喉科の耳鳴り外来では、多くの場合で指示的カウンセリング（耳鳴の説明、情報提供）が行われます[1]。指示的カウンセリングは、教育的な意味合いの強いカウンセリングで、Jastreboff の神経生理学モデル（図）をもとに、耳鳴増悪の仕組みについて理解を促すものです[2]。このモデルは、感情や情動との結びつきにより、ある種の音に対する注意や知覚が強調されることを指摘しています[3]。

 ## Tinnitus Retraining Therapy (TRT)[3]

TRT は、指示的カウンセリングと音響療法を組み合わせ、神経生理学的モデルに基づいて体系化された耳鳴治療法です。カウンセリングにより、耳鳴が重大な意味を持つ音ではないとの理解を促し、耳鳴への注意を軽減させるとともに、音響療法で外部から音を入力し、耳鳴とのコントラストを減らし相対的に耳鳴りが小さく感じるように、耳鳴への順応を誘導します。

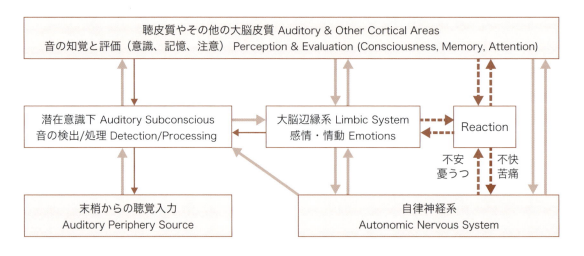

耳鳴の神経生理学モデル　（Jastreboff, 2007[2] より引用）

音響療法として用いる音源には、TV、ラジオ、自然環境音などのCD、携帯音楽プレーヤー、スマートフォンのアプリなどがあります。専用機器として、耳鳴治療器のサウンドジェネレーターや、サウンドジェネレーターと補聴器の両機能を備えたものもあります。

　耳鳴への順応には完全遮蔽ではなく部分遮蔽が有効であり、音量は耳鳴が少し聞こえる程度の音量がよいとされています。

 耳鳴患者への補聴器装用

　高齢者では難聴を伴っている場合がほとんどです。難聴があると末梢からの音入力が低下して、周囲の環境音が脳へ届きにくくなり、相対的に耳鳴を大きく感じます。したがって、中等度以上の難聴がある耳鳴患者では、補聴器の装用が第一選択となります。

参考文献
1) 小川　郁：聴覚異常感の病態とその中枢性制御，SPIO出版，2013
2) Jastreboff PJ：Tinnitus retraining therapy. *Prog Brain Res* 2007；166：153-160
3) 内田育恵ら：老人性難聴・耳鳴．ENT臨床フロンティア；子どもを診る 高齢者を診る，260-270，中山書店，2014

●プライマリケア医から耳鼻咽喉科医への質問

加齢性難聴に、補聴器はどのタイミングで勧めるべきか？

　加齢性難聴者に補聴器を勧めるタイミングは、基本的には
①日常生活で本人が聞き取りにくいと感じたとき
②周りから難聴を指摘されたとき、が最もよいと思います。
　良聴耳の聴力レベル（500 Hz、1000 Hz、2000 Hz の平均値）が 40 dB HL 以上になると聞こえくいと感じることが多くなります。またこの状態では会話のくい違いなどから社会的、家庭的に孤立感を覚えることもあるため、40 dB HL を越えたら補聴器装用を考えてよいと思います[1]。

　わが国の 65 歳以上の高齢者のおよそ半数で難聴があるとされていますが、そのうち補聴器装用率は 13.5％（2015 年）とされており、イギリス 42.4％、ドイツ 34.9％、フランス 34.1％、アメリカ 30.2％など諸外国に比べて非常に低いことが指摘されています[2,3]。
　また補聴器使用の満足度についても、日本 39％、イギリス 70％、ドイツ 77％、フランス 84％、スイス 81％、イタリア 79％と、日本での満足度は諸外国に比べて格段に低いものになっています[2,3]。
　これらの理由として、補聴器に対する公的支援の違いも挙げられますが、販売店側のサポート体制の不足（認定補聴器技能者が少ないなど）や補聴器ユーザー、その家族および医療者側を含めた一般社会において、補聴器使用への理解と受容が不足していることも挙げられます。

　加齢性難聴では補聴器の適切な調整・装用により、ある程度聞こえが良くなることが期待されます。聞こえが良くなることで周囲とのコミュニケーションが図れるようになり、孤立感の軽減や認知機能の改善効果も報告されています。近年は補聴器の小型化、高性能化が進んでいますので、難聴を自覚されている方、難聴があると思われる方には、耳鼻咽喉科または認定補聴器専門店への相談をお勧めいただくのがよいと思います。

参考文献
1) 杉内智子：補聴器の適応と効果．*JOHNS* 2008;24:1313-1316
2) Japan Trak 2015 調査報告．一般社団法人日本補聴器工業会，公益財団法人テクノエイド協会，2015
3) 一般社団法人日本補聴器工業会 HP

●プライマリケア医から耳鼻咽喉科医への質問

耳鼻科医がいない状況での補聴器の調整はどうすればよいか？ 処方箋の書き方、診療報酬は？

 ### 認定補聴器専門店での調整が望ましい

　補聴器の装用を考える場合には、原則として耳鼻咽喉科への紹介が望ましいと思います。外耳道・鼓膜の評価、純音聴力検査での聴力閾値、語音明瞭度検査での有効性の評価などが必要となるからです。

　耳鼻科受診が難しい場合は、認定補聴器専門店での補聴器調整が望ましいと思います。「認定補聴器専門店」とは、公益財団法人テクノエイド協会の認定に基づいた補聴器販売店で、ホームページから店舗の検索が可能です。その主な設置基準としては、認定補聴器技能者が常勤していること、日本耳鼻咽喉科学会が認定する補聴器相談医と連携して事業を行うこと、などがあります。

　眼鏡店や通信販売など専門店以外で比較的安価・手軽に購入・調整をすることも可能ですが、音響利得の不足（聞こえない）または過剰（うるさすぎる）、音漏れによるハウリング、定期的なメンテナンスの不備など不十分な調整のため、良い装用効果が得られず、結果的に補聴器の装用につながらない場合がしばしば見受けられますので、勧められません。

 ### 補聴器適合に関する診療情報提供書

　補聴器の処方箋としては、「補聴器適合に関する診療情報提供書（2014）」が該当すると思われます（日本耳鼻咽喉科学会のホームページから書式をダウンロードできます）。

　この書類には鼓膜所見、外耳道所見、標準純音聴力検査の結果、語音明瞭度検査による最高語音明瞭度、その他耳科学的コメントを多く記載する必要があり、基本的に耳鼻科医が記載することが望ましいと思います。また、認定補聴器専門店への情報提供書ですので、診療報酬は発生しません。

　患者さんに補聴器が必要と思われる場合には、基本的には耳鼻科への紹介が望ましいと思いますが、難しい場合には認定補聴器専門店に相談することをお勧めください。その場合、認定補聴器専門店への簡単な情報提供書があればよいと思います。

● プライマリケア医から耳鼻咽喉科医への質問

補聴器のよくあるトラブルと対応

　補聴器のトラブルは、作成時、適合時、装用時に分けて考えます。プライマリケアの現場で遭遇するのは主に装用時のトラブルだと思います。

　作成時のトラブルで多いのは耳型採取時のトラブルです。外耳道出血や外耳道湿疹、印象剤の取り残し、離脱困難、誤注入などが挙げられます。耳型採取前に外耳道の形態、鼓膜の状態を評価しておくことは重要で、この点からも事前に耳鼻科医の診察が推奨されます。

　補聴器の適合は、調整、試聴を繰り返しつつ何回か行われます。経過中、初めはよく聞こえていたが、聞き取りが悪くなったと訴えることがあります。このような場合には聴力の変動があったのか、補聴器の故障なのかを判断する必要があり、耳鼻科での診察が勧められます。

 ## 補聴器装用時のトラブル

　装用時のトラブルとしては外耳道炎や耳垢栓塞が多いと思います。入口部付近の外耳道炎であれば軟膏などで対応し、耳漏がある場合には抗生物質含有の点耳（タリビッド®点耳薬、ロメフロン®点耳薬など）が有効です。以前はリンデロン®A液が点耳薬として処方されていた場合がありましたが、含有されているフラジオマイシン塩酸塩に内耳毒性があるため、現在は点耳の適応は外れています。鼓膜穿孔がある耳にリンデロンA液を点耳すると不可逆性の難聴を起こす場合があり、禁忌と考えた方がよいでしょう。

　耳垢が外耳道の奥にある場合（補聴器装用者では耳垢を押し込んでしまいがちです）、除去が難しければ無理をせず耳鼻科受診を勧めてください。転倒などで補聴器そのものが故障する場合もありますが、その際にはまず外耳道や鼓膜の状況を確認し、補聴器メーカーへの連絡、必要があれば耳鼻科受診を勧めてください。

　また、高齢者では外耳道皮膚の自浄作用が低下し、頻繁に耳垢が堆積する場合や、体重減少や義歯変更に伴い外耳道の形状が変化し、耳型が合わなくなる場合があります。補聴器の装用を開始した後も、数ヵ月に一度程度の耳鼻科受診が望ましいです。

参考文献
1) 寺崎雅子：補聴器と事故．JOHNS 2008；24：1363
2) 内田育恵ら：老人性難聴・耳鳴．ENT臨床フロンティア；子どもを診る 高齢者を診る，260-270，中山書店，2014

●プライマリケア医から耳鼻咽喉科医への質問

アレルギー性鼻炎と上気道炎（ウイルス性）の見分け方

 鼻汁好酸球検査や血清 IgE 検査を行うのが確実ですが…

　ウイルス性の上気道炎は、いわゆる「かぜ症候群」と呼ばれるもので[1, 2]、くしゃみ・水様性鼻汁・鼻閉など初期の症状がアレルギー性鼻炎と類似しています。

　また、鼻粘膜の蒼白腫脹はウイルス性の鼻炎でも認められるため、鼻内所見のみでの鑑別は困難です。

　正確な診断には鼻汁好酸球検査や血清非特異的・特異的 IgE 抗体検査（RIST・RAST）が必要です。これらの検査はコストや結果判明までの時間がかかることもあり、問診などからアレルギー性鼻炎が疑われる場合には第二世代抗ヒスタミン薬による診断的治療を考慮してもよいと思われます。

参考文献
1）かぜ症候群，日本呼吸器学会 HP
2）急性上気道感染症の診療ガイドライン，医療と法律研究協会，医療情報部会 HP

● プライマリケア医から耳鼻咽喉科医への質問

第二世代抗ヒスタミン薬の効果が低い場合の対策について。皮膚科では蕁麻疹に対して倍量投与や H_2 ブロッカーを併用するみたいですが、花粉症で効果がありますか？

病型・重症度に合わせた治療を

治療の前にまず抗原の回避法を指導することが大切です（表）。

中等症以上になると、鼻アレルギー診療ガイドラインでは「くしゃみ・鼻汁型」「鼻閉型・充全型」に薬剤選択が分かれます。鼻閉型・充全型であれば、抗ロイコトリエン薬または抗プロスタグランジン D_2・トロンボキサン A_2 薬、ステロイド点鼻薬を追加するか、血管収縮薬を配合した第二世代抗ヒスタミン薬（ディレグラ®）＋ステロイド点鼻薬に変更するのがよいと思われます[1]。

薬以外では、鼻閉型で鼻中隔弯曲症などの形態異常を伴う場合には手術が勧められます。

最近ではアレルゲン免疫療法も徐々に広まってきました。舌下免疫療法では、スギ花粉症とダニ通年性アレルギー性鼻炎に対する薬剤が承認されています。これらの薬剤は、eラーニングを受講し登録した医師しか処方できず、最低2年以上毎日内服しなければならないなど様々な制約もありますが、今までより簡便にアレルゲン免疫療法が可能となりました。

抗ヒスタミン薬の倍量投与や H_2 ブロッカーの併用は？

一部例外もありますが、第二世代抗ヒスタミン薬の倍量投与は通常は行わず、他の薬を併用するのが一般的です[2]。

第二世代抗ヒスタミン薬は、H_1〜H_4 まであるヒスタミン受容体の中でも H_1 受容体に作用します。皮膚科領域では H_2 ブロッカーを併用することによって、皮膚の血管内皮細胞にある H_2 受容体に作用しアレルギーを抑制する効果を狙っているようです。また、最近では H_4 受容体が新しく同定され、抗炎症・抗アレルギー薬の標的分子として注目されています[3]。

ただ、アレルギー性鼻炎の病態にはヒスタミン以外の各種メディエーターが関与しているため、抗ヒスタミン薬のみでは鼻閉を主とした重症の鼻症状には効果が乏しいといえます。そのため、患者の病型・重症度に合わせて治療が選択されています。

抗原の除去と回避 （鼻アレルギー診療ガイドライン 2016 年版[1] より引用）

室内ダニの除去
①掃除機がけは、吸引部をゆっくりと動かし、1 畳当たり 30 秒以上の時間をかけ、週に 2 回以上行う。 ②布張りのソファー、カーペット、畳はできるだけやめる。 ③ベッドのマット、ふとん、枕にダニを通さないカバーをかける。 ④ふとんは週に 2 回以上干す。困難な時は室内干しやふとん乾燥機で、ふとんの湿気を減らす。週に 1 回以上、掃除機をかける。 ⑤部屋の湿度を 50％、室温を 20〜25℃に保つよう努力する。 ⑥フローリングなどのホコリのたちやすい場所は拭き掃除の後に掃除機をかける。 ⑦シーツ、ふとんカバーは週に 1 回以上洗濯する。
スギ花粉の回避
①花粉情報に注意する。 ②飛散の多い時の外出を控える。外出時にマスク、メガネを使う。 ③表面がけばだった毛織物などのコートの使用は避ける。 ④帰宅時、衣服や髪をよく払ってから入室する。洗顔、うがいをし、鼻をかむ。 ⑤飛散の多い時は窓、戸を閉めておく。換気時の窓は小さく開け、短時間にとどめる。 ⑥飛散の多い時のふとんや洗濯物の外干しは避ける。 ⑦掃除を励行する。特に窓際を念入りに掃除する。
ペット（特にネコ）抗原の回避
①できれば飼育をやめる。 ②屋外で飼い、寝室に入れない。 ③ペットと、ペットの飼育環境を清潔に保つ。 ④床のカーペットをやめ、フローリングにする。 ⑤通気をよくし、掃除を励行する。 ⑥フローリングなどのホコリのたちやすい場所は、拭き掃除をした後に掃除機をかける。

参考文献
1) 鼻アレルギー診療ガイドライン作成委員会編：鼻アレルギー診療ガイドライン 2016 年版
2) 黒野祐一：アレルギー性鼻炎の治療における抗ヒスタミン薬の新たな位置付け．日鼻誌 2015;3:54
3) 竹内万彦：ヒスタミンが鼻粘膜上皮細胞に及ぼす影響．日鼻誌 2002;41:62-64

● プライマリケア医から耳鼻咽喉科医への質問

頻繁に後鼻漏を訴える子供の対応に困っています。副鼻腔炎はなさそうなのですが…

 後鼻漏の原因は多岐にわたり、治療が困難な場合もあります

後鼻漏とは、鼻腔後部に何かがあると感じ、それが繰り返しの嚥下など意図的な排除運動で除去できない状態をいいます。不定愁訴としてとらえた場合、実際に後鼻孔に貯留液が存在する真性後鼻漏だけでなく、自覚症状のみで他覚所見の乏しい「後鼻漏感」も含まれます[1,2]。

後鼻漏の原因は多岐にわたります（表）。頻度としては慢性副鼻腔炎が最も多く、次いでアレルギー性鼻炎、急性鼻炎となっています。年齢分布は、10歳未満と60歳代をピークとする2峰性を示しています[1]。

治療は、原因疾患に応じた治療が行われます。「後鼻漏感」に対しては慢性副鼻腔炎、通年性アレルギー性鼻炎、心因性を考慮した治療が行われます。

最近、GERDと耳鼻咽喉疾患との関連が話題となっており、慢性副鼻腔炎との関連性も報告されています[3,4]。推測の域を出ませんが、「後鼻漏感」もGERDとの関連があるのかもしれません。

後鼻漏・後鼻漏感の原因疾患（中下陽介ほか：日鼻誌[2]より引用）

1. 鼻副鼻腔に起因するもの
   1) 炎症：急性・慢性副鼻腔炎、急性鼻炎（かぜ症候群）、アレルギー性鼻炎、血管運動性鼻炎
   2) 鼻腔形態異常：下鼻甲介後端肥厚、鼻中隔の形態異常（結節、弯曲症、穿孔など）
   3) 腫瘍性病変：鼻副鼻腔腫瘍、鼻咽頭血管線維腫
   4) 異物
   5) 外傷（鼻性髄液漏）

2. 咽頭に起因するもの
   1) 炎症：鼻咽頭炎、Tornwaldt症候群
   2) 腫瘍：上咽頭腫瘍（鼻咽頭腫瘍）、中咽頭腫瘍、副咽頭間隙腫瘍
   3) 機能不全：逆流性後鼻漏

3. 心因性

参考文献
1) 中下陽介，福入隆史，野田礼彰ほか：後鼻漏症状に関する診療についてのアンケート調査．日鼻誌 2011；50：113-119
2) 中下陽介，呉 奎真，宮原伸之ほか：アレルギー性鼻炎に伴う後鼻漏に対するロイコトリエン受容体拮抗薬の臨床効果．日鼻誌 2009；48：355-360
3) 曾根三千彦：GERDと耳鼻咽喉科疾患―中耳まで達する十二指腸胃液逆流．日耳鼻 2011；114：114-120
4) 石野岳志：GERDとLPRD：疫学及び細胞障害とIL-33との関連．日鼻誌 2015；54：227

●プライマリケア医から耳鼻咽喉科医への質問

鼻茸（鼻ポリープ）はスクリーニングすべきでしょうか？また、鼻茸の術後はフォローすべき？

 鼻茸以外の鼻疾患や下気道疾患の合併を念頭に置く

　鼻茸（鼻ポリープ）は鼻副鼻腔の粘膜が浮腫状に肥厚した隆起性の病変です。慢性副鼻腔炎の10〜20％に合併するといわれていますが[1]、その他の鼻疾患や下気道疾患に伴って出現します（表）。一方、鼻茸が副鼻腔の自然口を閉鎖することで副鼻腔炎が発症する場合もあります。

　鼻茸の診断は鼻鏡や内視鏡検査、CT検査により行いますが、他の鼻腔内隆起性病変（乳頭腫、血管腫、腫瘍性病変、先天性の髄膜脳瘤）との鑑別は視診だけでは困難な場合もあります。

　鼻閉や嗅覚障害などの症状がある場合には治療が必要であり、嚢胞性線維症や原発性線毛機能不全症などの特殊な疾患が隠れている可能性もありますので、疑わしいときには耳鼻咽喉科への紹介を勧めます。

鼻茸の合併率　（副鼻腔炎診療の手引き[1]より引用）

疾患	合併率	報告者（発表年）
正常成人	0.4〜1％	Larsen（1997）
成人気管支喘息		
内因性	10〜15％	Stierna（1997）
アトピー性	5％	Stierna（1997）
アスピリン喘息	60〜90％	荻野ら（1991）
鼻アレルギー	数％	Caplinら（1971）
慢性副鼻腔炎	10〜20％	荻野ら（1991）
嚢胞性線維症		
小児	7〜32％	Deaneら（1997）
成人	44〜48％	Deaneら（1997）
Kartagener症候群	40％	Pedersenら（1982）

鼻茸の分類　（副鼻腔炎診療の手引き[1]より引用）

1. **非好酸球性鼻茸**：好酸球浸潤が著明でないもの
2. **好酸球性鼻茸**：アスピリン喘息、気管支喘息、アレルギー性副鼻腔真菌症に伴う鼻茸を中心として好酸球浸潤が著明なもの
3. **特殊な疾患に伴う鼻茸**：嚢胞性線維症、Kartagener症候群を含む原発性線毛運動不全症に伴うもの
4. **後鼻孔鼻茸**

単なる鼻茸のみの手術かどうかの確認が必要

　慢性副鼻腔炎に伴う鼻茸は、手術による改善率はおおよそ70〜98％とされています[1]。ただし、組織中に好酸球の浸潤が著明な好酸球性鼻茸は再発しやすく、長期にわたるフォローが必要となります。

　また、小児に多い**上顎洞性後鼻孔鼻茸**も上顎洞の発生部位の粘膜を除去していない場合には再発しやすいためフォローが必要です（図）。

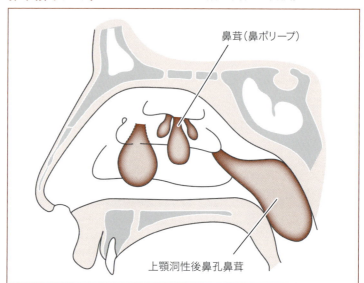

鼻茸（鼻ポリープ）　（洲崎春海：SUCCESS 耳鼻咽喉科[2]より引用）

参考文献
1）日本鼻科学会編：副鼻腔炎診療の手引き，金原出版，2007
2）洲崎春海：3. 鼻茸 II章/E 副鼻腔の疾患，SUCCESS 耳鼻咽喉科．115-116，金原出版，2007
3）池田勝久：慢性副鼻腔炎・鼻茸の病態と治療．耳鼻臨床 2013；106：573-580

● プライマリケア医から耳鼻咽喉科医への質問

鼻腔異物を取るコツは？

　プライマリケアの先生方にまず頭においていただきたいのは、無理をするな！ということです。無理に取ろうとすると、気道異物などの合併症の危険があります。また、暴れる小児を無理やり押さえつけて摘出できなかった場合、後日、耳鼻咽喉科を受診した際に診療困難となる可能性があります。その点を頭に入れた上で、以下の手順で摘出を試みてください。

 準備が大事

　まずは道具を揃えます。鼻鏡とヘッドライトは必須です。あらかじめ異物の種類が推測できるようなら、それにあわせて道具を準備します（保持しやすい物なら鑷子、球形であれば保持しにくいので吸引カテーテル）。また、鼻内に噴霧する血管収縮薬や局所麻酔薬もあれば準備万端です。

 隙間があるか？

　異物があるかを直視下に確認します。ボタン型電池が疑われるが確認できない場合は、X線検査も検討します。異物が確認できたら、アレルギーなどの禁忌がない限り、先ほど準備した薬剤を噴霧します。そして、保持できる異物なら鑷子で除去します。

　問題になるのは球形の異物の場合です。隙間があれば、フックを用いて奥から手前の方に転がして取る方法[1]）がベターと思います。吸引や接着剤を使用する方法もありますが、奥に押し込まないようにしてください。

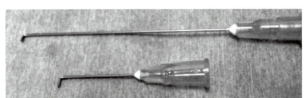

注射針の先端を曲げて作成したフック（腰が弱いのが難点）。ペーパークリップを曲げて作成することもできる。

　隙間がない場合はMother's kiss（マジックキス）の効果が期待できます[1]）。この方法は、隙間が開いている場合だと、逆にうまく取れないと思います。

　上記の方法で摘出できないときは、耳鼻咽喉科への紹介を考慮してください。

参考文献
1）林　寛之：鼻耳の異物救出大作戦．ERの裏技, 40-47, CBR, 2009

●プライマリケア医から耳鼻咽喉科医への質問

咽頭痛に効果がある薬剤は？
トランサミン®は高用量だと効果があるというのは本当？

咽頭痛に効果があるのはNSAIDs

咽頭痛に効果があるのがNSAIDsであることは周知の事実だと思います。ステロイドも効果がありますが、当然ながらその使用は慎重であるべきであり、咽頭炎や扁桃炎に対して安易な使用を勧めるものではありません。

それ以外では、加湿、うがいなどが挙げられます。ただし、これらは経験的なものであり、明確な根拠はありません。

安易な高用量投与はお勧めしない

トランサミン®（トラネキサム酸）は、プラスミンを抑制し線溶系を阻害することで止血作用を発現します。プラスミンの抑制は血管透過性の亢進やアレルギー・炎症性病変の原因となっているキニンなどの産生を抑制することにつながり、抗アレルギー作用、抗炎症作用を示すとされ、咽頭痛にも効果があるとされています[1]。

一方で、添付文書では副作用として血栓症の記載はないものの（血栓の発生が危惧される場合は慎重投与との記載はある）、線溶抑制状態にあるであろう重症の炎症に対しトラネキサム酸を投与することは、さらに線溶を抑制し血栓症の誘発を危惧する考えもあります[2]。また、内服薬とは用量や血中濃度が大きく異なりますが、心臓手術時に注射剤で8～10gの大量投与が行われた際に重篤な痙攣の発生が報告されています[3]。

トラネキサム酸を高用量で使用すると咽頭痛に効果があるという根拠は残念ながら見つけることはできませんでしたので、本当とも嘘とも言えませんが、安易に高用量投与をすることはお勧めできません。

参考文献
1) 第一三共株式会社 トランサミン®添付文書，2013
2) 朝倉英策：成人・高齢者へのトラネキサム酸の使用．日本医事新報 2009;No.4459:78
3) 第一三共HP：2012.09.25 適正使用のお願い「トランサミン注 大量投与時の痙攣発現について」

●プライマリケア医から耳鼻咽喉科医への質問

扁桃周囲膿瘍に対する緊急手術の適応は？

 扁桃周囲膿瘍に切開排膿は必要か？

　扁桃周囲膿瘍に対する緊急手術としては、扁桃周囲膿瘍切開術があります。切開術以外の排膿手段としては穿刺があります。穿刺のメリットは侵襲が小さいこと、抗血栓療法を行っていても比較的安心して実施できることです。一方、切開術は膿瘍腔を十分に開放できること、自覚症状を速やかに改善できる可能性があることなどがメリットです[1]。

　扁桃周囲膿瘍における検出菌は、最近のサーベイランスでは嫌気性菌の割合が58.7％となっており[2]、その病態に嫌気性菌の関与が大きいことがわかります。切開することで膿瘍腔が一時的であれ含気化されることも、病状改善に寄与していると考えられます。

　穿刺と切開術のどちらが効果が高いかについては、治癒率に有意差がないとする報告[3]と、切開術のほうが優れているという報告[4]があり、評価は一定していないのが現状ですが、少なくとも切開術が劣ることはないでしょう。

　個人的な意見としては、切開排膿のほうが確実で、自覚症状改善も早い印象です。筆者自身は膿瘍径が2cm以上であれば原則切開術を行いますが、1cm以上2cm未満であれば穿刺のみ、1cm以下であれば抗菌薬治療のみとすることも考慮します。

　図は両側性扁桃周囲膿瘍例ですが、右は切開排膿、左は保存的治療で軽快しています。

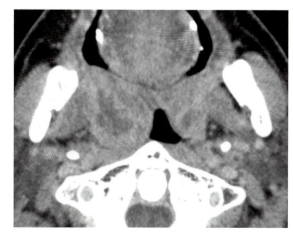

両側性扁桃周囲膿瘍　右は切開排膿で、左は保存的に治癒

口蓋扁桃摘出術のタイミングは？

　一般的には扁桃周囲膿瘍が治癒したのち、待機的に口蓋扁桃摘出術を行います。

　しかし、扁桃周囲膿瘍が存在する状態で緊急手術として口蓋扁桃摘出術を行うこともあり、膿瘍扁桃摘出術（**即時扁摘**）といわれます。

　即時扁摘の最大のメリットは、確実な膿瘍腔の開放であり、そのほか再発の回避も大きな利点といえます。デメリットとしては、安全性や緊急手術に対応できる施設でないと実施できないことなどが挙げられます[5]。

　本邦では即時扁摘を実施している施設は限られていますが、実施に積極的な施設では、穿刺や切開が難しい下極型（口蓋扁桃下極周囲に膿瘍を形成するもの）、両側性、小児例などに対して有効とし、安全性にも問題がないとしています[5]。

参考文献
1) 青井典明：扁桃周囲膿瘍―穿刺および切開排膿の適応と限界．口腔・咽頭科 2013；26(1)：1-6
2) 鈴木賢二ほか：第5回耳鼻咽喉科領域感染症臨床分離菌全国サーベイランス結果報告．日耳鼻感染症・エアロゾル 2015；3(1)：5-19
3) Wolf M, Even-Chen I, Kronenberg J：Peritonsillar abscess: repeated needle aspiration versus incision and drainage. *Ann Otol Rhinol Laryngol* 1994 Jul；103(7)：554-557
4) Johnson RF, Stewart MG, Wright CC：An evidence-based review of the treatment of peritonsillar abscess. *Otolaryngol Head Neck Surg* 2003 Mar；128(3)：332-343
5) 鈴木正志，渡辺哲生：扁桃周囲膿瘍にどう対処するか？　即時扁摘の立場から．*JOHNS* 2008；24(10)：1593-1595

● プライマリケア医から耳鼻咽喉科医への質問

溶連菌性扁桃炎に1年に何回もかかる人って、なんでかかるの？ 治りきっていないの？

扁桃炎反復の原因として、細菌学的な要因、環境的な要因、宿主の免疫学的な要因などが考えられています。

除菌の失敗

細菌学的な要因として、モラクセラ・カタラーリスなど混合感染菌のβラクタマーゼによるβラクタム薬の抗菌活性の低下、服薬コンプライアンスの低下、バイオフィルムの形成、溶連菌の細胞内侵入、家庭内再感染などが原因で除菌に失敗し、扁桃炎を反復すると考えられています[1]。

免疫応答の変化

また、宿主の免疫応答の変化も要因としてあげられます。扁桃では免疫担当細胞であるB細胞が加齢に伴い減少しますが、特にIgM、IgG、IgD陽性細胞は7歳から30歳にかけて減少率が大きいため、この時期はウイルスや細菌に対し易感染性を示し、扁桃炎を反復すると考えられています[1]。

さらに、病原微生物に対する抗体価に注目した報告[2]では、反復性扁桃炎患児ではグラム陽性球菌の共通抗原に対する特異的抗体価の低下や、インフルエンザ菌や肺炎球菌に対する特異的抗体価の低下を認めており、これらの免疫応答の発達遅延が扁桃炎の反復に関与している可能性を指摘しています。

参考文献
1) 保冨宗城：扁桃炎がなぜ反復するのか．咽頭・扁桃炎のマネジメント．47-51，医薬ジャーナル社，2009
2) 原渕保明，村形寿郎，郷 充ほか：習慣性扁桃炎患児における細菌に対する全身的免疫応答．口腔・咽頭科 1997;9(2)：223-228

● プライマリケア医から耳鼻咽喉科医への質問

溶連菌感染後の尿検査は、必須でしょうか？

 溶連菌感染後糸球体腎炎の発症頻度

　溶連菌感染後糸球体腎炎は2〜12歳の特に学童期に好発し、やや男児に多い傾向があります。そのほとんどが溶連菌感染により引き起こされ、発症率は感染した小児の2%以下とされています[1]。一般的には予後は良好で、ほとんどが完全寛解し、末期腎不全に至る例は2%以下とされています[1]。

　小児科医を対象としたアンケート調査[2]では、抗菌薬投与後に急性溶連菌感染後糸球体腎炎を発症した症例を経験したことがある医師は52名中3名（6%）でした。また、坂田[3]の疫学調査では、小児（4〜13歳）10万人あたりの発症率を4としています。人口約100万人の北九州市で考えると、4〜13歳の人口は約8.3万人で、年間3〜4人が発症することになります。この数字からは、溶連菌感染後糸球体腎炎を実際に経験する機会はあまりないと考えられます。

 尿検査は必須か？

　上記の発症率からすると、溶連菌感染後の尿検査は必須であるとまでは言えません。しかし、発症すれば治療が必要となる疾患であり、不要な検査であるとも言えません。実際はどうかというと、上記アンケート調査では52名中47名が尿検査を施行すると回答しており、その理由として、疾患概念が確立されている以上、頻度が低くても検査を怠ることはできない、尿検査は非侵襲的で患児への負担が少ない、検尿をすることによって服薬コンプライアンスが上昇する、などが挙げられています[2]。発症率が低いとはいえ、小児科医にとっては尿検査を行う方が一般的のようです。

　検査をするか否かはそれぞれの判断にゆだねられますが、検査をしない場合は少なくとも保護者に乏尿、血尿、浮腫等の症状に注意するよう指導をしておいたほうがいいでしょう。

参考文献
1) 坂井智行, 幡谷浩史：急性溶連菌感染後糸球体腎炎と腎外症候性腎炎. 小児科臨床 2007;60(11):2087-2090
2) 辻祐一郎, 阿部祥英, 三川武志ほか：A群β溶血性連鎖球菌感染症後の検尿についてのアンケート調査結果. 日本小児腎臓病学会雑誌 2007;20(2):105-110
3) 坂田　宏：近年の小児の溶連菌感染後急性糸球体腎炎の実態調査. 日本小児科学会雑誌 2009;113(12):1809-1813

● プライマリケア医から耳鼻咽喉科医への質問

> アデノイド術前検査や難治性口腔内アフタで HIV 陽性の患者が紹介されてきました。耳鼻科ではどれくらいの頻度で HIV 陽性なのでしょうか？

これは地域差がかなり大きいのではないでしょうか。筆者の経験（長崎県、福岡県北九州市などで勤務）では HIV 陽性となった例はほとんど経験がありません。実際、エイズ動向委員会報告（厚生労働省の委託事業）では、新規 HIV 感染者は東京、大阪、名古屋を含む地域からの報告が 81％を占めるとしています[1]。

 耳鼻咽喉科領域の HIV 初発症状には注意が必要

耳鼻咽喉科を受診した患者における HIV 陽性者の割合については、文献を渉猟し得た限りではデータがなく不明としか言えませんが、1987 年から 2012 年末までに耳鼻咽喉科を受診し AIDS の診断に至った症例は、日本語文献ベースで 22 症例との報告があります[2]。

これをもって頻度を類推することは困難ですが、HIV 感染者の 40％以上に初発症状として頭頸部の症状が出現するとする報告[3]や、HIV 感染者の 1 割前後は耳鼻咽喉科を初診していた可能性を指摘する報告[4]もあり、耳鼻咽喉科医としては常に意識しておくべきものと考えます。

参考文献
1）エイズ動向委員会：平成 26 年エイズ発生動向年報．API-Net エイズ予防情報ネット，2015
2）川田晃弘，宮本佳人：耳鼻咽喉科で診断された HIV 感染症例．耳鼻臨床 2013；106(8)：75-78
3）荒牧 元：AIDS と耳鼻咽喉科．耳鼻・頭頸外科 2000；72：195-198
4）霜村真一，黄 淳一，平賀幸弘：耳鼻咽喉科領域のエイズ症例．山梨中病年報 2001；28：22-26

● プライマリケア医から耳鼻咽喉科医への質問

舌痛症でまず見るべきこと、やるべきことは？

そもそも舌痛症は原因不明の舌の痛みを訴える疾患であり、十分に除外診断を行った後に付けられる病名です。炎症性疾患や腫瘍では食事の際に疼痛が増悪するのに対し、真の舌痛症では食事の際には痛みがむしろ軽いことが特徴とされますが、それだけで診断することはできません。舌の痛みを訴える疾患は**表1**のように多岐にわたり[1)]、これらをすべて除外した後に舌痛症と診断されます。

僻地などで耳鼻科受診が困難な場合は、プライマリケア医の先生に対応していただくことになります。画像検査や採血はもちろん有用で必要な検査ですが、舌・口腔疾患では視診、触診が非常に重要です。視診では**表2**のような点を観察します[2)]。触診では硬い硬結を触知する場合や、舌の可動性が障害されている場合は悪性腫瘍を強く疑います。一見、口内炎のように見えても舌癌が粘膜下に進展している場合もありますから、触診は行うべき検査です。

参考文献
1) 氷見徹夫：舌痛症. JOHNS 2007；23：1821-1825
2) 氷見徹夫：口腔乾燥と口臭. ENTONI 2009；108：35-43

表1　舌痛を訴える原因疾患

器質的変化を伴うもの	
炎症	ウイルス感染症、梅毒、結核、カンジダ症、地図状舌、扁平苔癬、ニコチン性口内炎、白斑症、再発性アフタ、ベーチェット病、天疱瘡群
腫瘍	悪性腫瘍
外傷	褥瘡性潰瘍（義歯の刺激、歯牙鋭縁など）、舌突出癖など無意識に口腔組織を傷つける習癖、熱傷、放射線
刺激物	アルコール、香料、洗口剤など
アレルギー	芳香、染料物質へのアレルギー反応
栄養欠乏	鉄、亜鉛、葉酸（B_9）、サイアミン（B_1）、リボフラビン（B_2）、ピリドキシン（B_6）、コバラミン（B_{12}）
貧血	鉄欠乏性貧血、悪性腫瘍
胃酸の逆流	GERD
内分泌障害	糖尿病、甲状腺機能低下症
口腔乾燥症	シェーグレン症候群、糖尿病、加齢、薬物性（抗うつ薬、中枢神経抑制薬、リチウム、降圧利尿薬）
薬物の影響	ACE阻害薬の副作用
器質的変化を伴わないもの	
神経痛	三叉神経痛、舌咽神経痛
関連痛	顎関節症、狭心症など
その他	情緒障害、うつ病、癌への不安や恐怖
	狭義の舌痛症

（氷見徹夫：JOHNS[1)]より改変）

表2　口腔咽頭粘膜の視診のポイント

口腔粘膜
粘膜の萎縮性変化、口腔粘膜の乾燥、口唇の乾燥、口角炎、粘膜カンジダ症、口臭
舌
舌の発赤、舌乳頭の萎縮、溝舌、舌炎、舌苔の付着、不随意運動
唾液の性状
泡沫状、粘稠性の唾液
歯牙
厚い歯垢、歯肉の歯周炎併発、義歯装着不良

（氷見徹夫：ENTONI[2)]より改変）

◉プライマリケア医から耳鼻咽喉科医への質問

> いわゆるヒステリー球に対し漢方薬（半夏厚朴湯）が効かないときは耳鼻科にコンサルトしています。このようなケースで、早急に喉頭ファイバーなどで器質的疾患を鑑別する必要はありますか？

 まずは悪性腫瘍など重篤な疾患の除外を！

のどに詰まった感じがするという主訴で、器質的疾患がない場合、耳鼻科領域では「ヒステリー球」よりも「咽喉頭異常感症」の語を用いることが多いようです。その定義は「患者が咽喉頭に異常感を訴えるが、通常の耳鼻科的視診によっては訴えに見合うような器質的病変を認めないもの」[1]です。

したがって、咽喉頭のつかえ感や違和感を訴える患者が受診した場合は、処方を行うよりも先に、喉頭ファイバーや画像診断で除外診断を十分に行う必要があります。器質的な局所的原因や全身的原因をすべて否定した上で、咽喉頭異常感症（ヒステリー球）と診断すべきです。

次ページの表[2,3]に示すように、咽喉頭異常感を訴える器質的疾患は多岐にわたり、専門医であっても1回の診察ですべてを除外することはできません。咽喉頭異常感を訴える患者のうち癌患者は約1%と[4]、頻度はそれほど高くありませんが咽頭癌は最初に否定すべき疾患です。

 耳鼻咽喉科紹介が困難な場合は？

僻地などで耳鼻科紹介が非常に困難な場合には、採血、画像診断、甲状腺関連の検査、上部消化管内視鏡検査を検討してください。特に上部消化管内視鏡は、食道癌や逆流性食道炎など食道疾患を鑑別するために、また咽喉頭領域をある程度観察することができますので有用です。

癌患者の約20％は、咽喉頭の異常感や疼痛で受診した際に上気道炎として投薬を受けていたとの報告があります[4]。プライマリケアで処方を行わざるをえない場合は、消炎鎮痛薬の投与は症状を隠蔽し、癌の発見を遅延させる危険性があるため、頓用処方にとどめ漫然とした投薬を避けるべきです[5]。

参考文献
1) 小池靖夫ほか：咽喉頭異常感症に対する診断的治療．耳鼻臨床 1979；72：1499-1506
2) 日野原正：咽喉頭異常感症．耳鼻臨床 1977；70：1011-1013
3) 山際幹和：難治性咽喉頭異常感症の取り扱い．ENTONI 2008；98：53-59
4) 倉富勇一郎，竹田和雄，小宮山荘太郎：癌における咽喉頭異常感．日気食会報 2001；52：106-113
5) 中嶋正人，加瀬康弘：咽喉頭異常感症と局所炎症．ENTONI 2008；95：11-16

咽喉頭異常感症の発症原因

	A. 局所的身体的要因	B. 全身的身体的要因	C. 精神的原因
1) 形態異常	舌扁桃肥大 喉頭蓋異常（嚢腫を含む） 舌骨大角異常 過長茎状突起 喉頭軟骨化骨 頸椎異常 食道憩室 食道狭窄	貧血（血清鉄減少） Plummer-Vinson 症候群 高血圧症 自律神経失調症 頸部交感神経異常 内分泌障害 更年期障害	神経症 不安神経症 心気症 強迫神経症 ヒステリー 精神病 仮面うつ病 うつ病 パラノイア 精神衰弱 躁うつ病 分裂病 心身症
2) 炎症	副鼻腔炎 後鼻漏症 扁桃炎 咽喉頭炎 咽喉頭結核 食道炎 胃食道逆流症 声帯ポリープ		
3) 腫瘍	咽喉頭良性腫瘍 咽喉頭悪性腫瘍 上部食道悪性腫瘍 甲状腺腫瘍 縦隔腫瘍		
4) その他	口腔咽頭乾燥症 唾液分泌異常 喉頭麻痺 食道アトニー 胃下垂 咽喉頭異物 上部食道異物 喉頭アレルギー 心肥大 大動脈瘤 胃腸疾患 寄生虫疾患		

◉プライマリケア医から耳鼻咽喉科医への質問

頸部リンパ節腫脹は、どのような所見のとき耳鼻科にコンサルトすべきか。どのようなサインが red flag sign なのか？

 腫瘍性疾患を見逃さない

　頸部リンパ節腫脹をきたす疾患は、**表1**[1]のようにリンパ節以外の病変も含めて様々な疾患を鑑別する必要がありますが、おおまかに炎症性リンパ節腫脹と腫瘍性リンパ節腫脹に大別されます。

　プライマリケアでは特に腫瘍性疾患を見逃さず、適切な時期に専門医へ紹介することが求められます。**表2**のように、問診でもある程度診断を絞り込むことは可能です。Red flag sign とまでは言えませんが、転移性リンパ節は触診上硬く、可動性が悪く、早期では比較的疼痛に乏しいことが特徴といえます。

　プライマリケアで行える検査で、採血のほかに有用なものとして超音波検査があげられます。古川ら[2]はリンパ節転移を疑うエコー所見として、①リンパ節の厚みが6 mm以上、または②リンパ節が球形に近くリンパ門が確認できないか、または偏在しているものを診断基準案としており、参考になるかと思います。

表1　頸部リンパ節腫脹をきたす疾患および鑑別を要する疾患　（荻野 武：ENTONI [1]より改変）

炎症性疾患
1. 急性リンパ節炎
● 反応性リンパ節炎：口腔、咽頭、喉頭の炎症による
● 細菌感染症：連鎖球菌、ぶどう球菌、リケッチアなど
● ウイルス感染症：伝染性単核球症、川崎病、麻疹、風疹、AIDS など
2. 慢性リンパ節炎
● 結核、サルコイドーシスなど
3. その他
● 亜急性壊死性リンパ節炎、トキソプラズマ、クラミジア、猫ひっかき病、木村病、Castleman 病など

腫瘍性疾患
1. 悪性リンパ腫
2. 転移性リンパ腫

鑑別を要するリンパ節以外の疾患
1. 顎下腺腫瘍、耳下腺腫瘍
2. 神経鞘腫
3. 嚢胞性疾患（側頸嚢胞、甲状舌管嚢胞）

表2　腫瘍性リンパ節腫脹を疑う所見

1. 年齢	一般的には高齢者
2. 患者背景	飲酒歴、喫煙歴
3. 経過	比較的緩徐に進行する。感染や腫瘍内出血をきたすと急激に増大することもある
4. 随伴症状	咽頭痛、嗄声、嚥下困難など
5. 全身症状	全身倦怠感、体重減少、発熱、発汗など
6. 疼痛の有無	特に初期には疼痛はあまり認めないことが多い
7. 神経症状の有無	顔面神経麻痺、反回神経麻痺など

 実臨床ではどうすべきか

　もちろんプライマリケアで確定診断をつける必要はありません。実臨床においては、抗菌薬への反応が不良であれば専門医紹介、という割り切った方針でもよいと思います。

　検査でいたずらに時間を費やしてしまうと、適切な治療が行えなくなる可能性があります。また、安易に切除生検を行って細胞播種させてしまうと、その後の治療に難渋しますので、病理学的な検査は行わず、専門医に任せるようにしてください。

参考文献
1) 荻野　武：多発性のリンパ節腫脹．ENTONI　2008；85：62-67
2) 古川まどか，古川政樹：頸部超音波診断．ENTONI　2008；89：17-25

● プライマリケア医から耳鼻咽喉科医への質問

メリスロン®は効果があるのでしょうか？

 長期投与は根拠に欠ける

　メリスロン®（メシル酸ベタヒスチン）は抗めまい薬として頻用される薬剤で、ヒスタミンH_1受容体作動薬として内耳・脳血流を増加させる作用を持っています。

　メニエール病を含むめまい症例に対する効果に関するRCTでは、プラセボ群と比較してめまい症状は有意に改善したとされていますが、平衡機能検査など他覚的所見の改善効果はみられていません。このため、急性期や亜急性期にめまい症状を抑制する目的で投与することは理に適っていますが、長期に投与することは根拠に欠けるとされています[1]。

　投与量の比較試験では、36 mg/日（12 mg錠 3T 分3）の方が18 mg/日（6 mg錠 3T 分3）よりも有効とされています[2]。投与期間については、4週間の投与で効果がない場合には、それ以上投与しても効果が期待できないため、作用機序の異なる薬剤への変更が推奨されています[3]。

参考文献
1) 武田憲昭：抗めまい薬のEBM．*ENTONI* 2014；162：1-4
2) 田中久夫：メニエール病を中心とした眩暈症に対するベタヒスチンメシル酸塩高用量投与の有用性．*Ther Res* 2011；32：869-872
3) 武田憲昭：各めまい疾患の薬物治療．ENT臨床フロンティア；めまいを見分ける・治療する，300-302，中山書店，2012

● プライマリケア医から耳鼻咽喉科医への質問

耳性めまいの際のメイロン®、トラベルミン®、アタラックス®P注は効果があるのか？　内服薬は何を使用したらよいか？

 発作時、それぞれの作用機序を把握した上で用いる

　急性期の末梢性めまいに対し、安静で改善が得られない場合には点滴による薬物治療が有効であり、メイロン、トラベルミン、アタラックスP、プリンペランなどが用いられます。

　めまい症状改善の機序として、メイロンは詳細な機序は不明ですが、CO_2による血管拡張作用、虚血に対する抵抗性、局所のアシドーシス是正、循環血液量増加、自律神経への作用などが推測されています。トラベルミンは迷路や嘔吐中枢の興奮を抑制し、アタラックスPは脳幹の嘔吐中枢のヒスタミンH_1受容体を阻害して制吐作用を示し、プリンペランは脳幹のCTZ（chemoreceptor trigger zone）のドパミンD_2受容体を阻害して悪心・嘔吐を抑制します。

　急性期の末梢性めまい患者の吐き気、めまいに対して、上記の4つの薬剤の効果を比較した検討ではアタラックスPが最も有効であったとされています[1]。

　内服薬ではセファドール、メリスロン、イソメニールなどが頻用されています。これらはすべて内耳血流や椎骨動脈血流の増加作用を持ち、RCTでもめまい症状の改善に対する有効性が認められています。

　セファドールは1回2錠（50 mg）の投与で強い制吐作用があり、めまい発作時の頓用薬として有効です。アデホスコーワ顆粒もめまい治療に頻用されますが、用量比較試験では300 mg/日を投与すべきであり、少量投与（腸溶錠3錠 分3など）では効果が乏しいとされています。

　内耳性めまいに伴う悪心・嘔吐は、動揺病と同じ機序で起こります。そのため動揺病による嘔吐を抑制する薬剤が奏効します。トラベルミンは脳幹の嘔吐中枢に作用して、めまいに伴う悪心・嘔吐を特異的に抑制します。プリンペランやナウゼリンは、セロトニン$5-HT_4$受容体を刺激して胃腸の蠕動を促進する作用があり、嘔吐の閾値を上げることで間接的に効果を発揮するとされています。

　複数の抗めまい薬を併用することは、作用機序が異なる薬剤の併用であれば上乗せ効果を期待できますが、類似の作用をもつ薬剤の併用については明確なエビデンスはありません。

参考文献
1) 五島史行ほか：めまい急性期における薬物選択. 耳鼻臨床 2009;102:315-320
2) 工田昌也：めまいに対する薬物カクテル療法. ENTONI 2010;120:1-7

● プライマリケア医から耳鼻咽喉科医への質問

耳性めまいに効果がある漢方薬を教えてください

めまいの急性期には点滴治療を含めて西洋医学的治療が選択されることが多いと思います。亜急性期～慢性期にかけては漢方薬が選択される場合も多く、めまい症状の改善に漢方薬が奏功する症例もしばしば経験します。

 めまいに頻用される主な漢方薬[1, 2]

①耳性めまい：苓桂朮甘湯（リョウケイジュツカントウ）、五苓散（ゴレイサン）、柴苓湯（サイレイトウ）、半夏白朮天麻湯（ハンゲビャクジュツテンマトウ）、真武湯（シンブトウ）など。このうち頭痛を伴うめまいには半夏白朮天麻湯、呉茱萸湯（ゴシュユトウ）などが効果的な印象があります。

②更年期障害に関連するめまい：当帰芍薬散（トウキシャクヤクサン）、加味逍遙散（カミショウヨウサン）、桂枝茯苓丸（ケイシブクリョウガン）など。

③体力低下を伴うめまい：補中益気湯（ホチュウエッキトウ）、真武湯など。

④体力があり、いらだち・不安などの症状を伴うめまい：柴胡加竜骨牡蠣湯（サイコカリュウコツボレイトウ）など。

 主な含有生薬とその特徴[2]

苓桂朮甘湯〔茯苓、桂皮、蒼朮、甘草〕：めまいに対して第一選択される漢方薬の1つ。水毒と気の逆上のために起こるめまい、心悸亢進などの症状に使用されます。

五苓散〔桂皮、茯苓、蒼朮、猪苓、沢瀉〕：嘔気、口渇、消化器症状のあるめまいに使用されます。

主な含有生薬の薬理作用[2]

茯苓（ブクリョウ）	利尿、血液凝固抑制、免疫賦活、抗潰瘍
蒼朮（ソウジュツ）	筋弛緩作用、中枢抑制、抗潰瘍
柴胡（サイコ）	中枢抑制、ステロイド様、抗ストレス
半夏（ハンゲ）	抗ストレス、鎮静、鎮吐、免疫賦活
生姜（ショウキョウ）	中枢抑制、鎮痛・鎮痙、鎮吐、抗潰瘍
甘草（カンゾウ）	鎮静・鎮痙、ステロイド様、血小板凝集抑制
人参（ニンジン）	中枢抑制、脳血流改善、血液凝固抑制

柴胡加竜骨牡蛎湯〔柴胡、半夏、桂皮、茯苓など〕：比較的体力があり、心悸亢進、不眠、いらだち、不安などの精神症状を伴うめまいに使用されます。

加味逍遥散〔柴胡、芍薬、蒼朮、当帰、茯苓など〕：虚弱、疲れやすい人の精神不安、めまい、肩こり、頭痛などに使用されます。

真武湯〔茯苓、蒼朮、芍薬、附子〕：冷えと新陳代謝の低下しためまい、ふらつきに使用されます。

半夏白朮天麻湯〔半夏、陳皮、茯苓、白朮など〕：比較的体力が低下した虚弱で冷え性の人の頭痛、頭重感、めまいなどに使用されます。

カンゾウを含む漢方薬（苓桂朮甘湯、柴苓湯、加味逍遥散、抑肝散など）は偽アルドステロン症（低カリウム血症、高血圧、浮腫、手足のしびれ、脱力感など）をきたす可能性があります。長期投与や2剤併用の場合には注意が必要です。

参考文献
1) 鈴木康弘ほか：めまいに対する漢方治療 update. *ENTONI* 2014；162：53-60
2) 渡辺行雄ほか：耳鼻咽喉科医が知っておきたい漢方薬のイロハ；めまい. *ENTONI* 2010；110：1-7

● プライマリケア医から耳鼻咽喉科医への質問

初めての回転性めまいでBPPVが非常に疑わしいとき、耳鼻科的精査や頭蓋内の精査は必要ですか？

 中枢性めまいを見逃さないために

　初めての回転性めまいの場合には慎重な対応が必要であり、中枢性めまいを見逃さないことが重要です。そのためには、下記項目の確認が必須です。

- 問診である程度の鑑別疾患の絞り込み（神経症状の有無、中枢性めまい危険因子の有無）
- 眼振の評価（自発眼振、注視眼振、頭位眼振、頭位変換眼振）
- 神経症状・小脳症状の確認
- 体幹失調（起立障害、歩行障害）の確認

　各項目の詳細は、第4章の「末梢性と中枢性めまいの鑑別」（123ページ）を参照してください。

　BPPVが非常に疑わしい場合、神経症状・小脳症状、体幹失調などみられなければ、末梢性めまいとして対症的な対応でもよいと思います。頭位眼振検査で方向交代性上向性眼振がみられる場合には、中枢性めまいの可能性も考えて、鑑別を進めてください。

　また基本的なことになりますが、めまいの急性期に頭を動かすと、ほとんどの患者でめまいは増悪します。「頭を動かすとめまいがするのでBPPVの疑い」と紹介をいただいても、しっかり方向固定性眼振がみられたり、蝸牛症状（難聴、耳鳴、耳閉感）を伴っていたりする場合があります。めまい急性期の診察は難しい場合もありますが、上記項目の確認は重要です。

　症状・経過が非典型的な場合、神経症状・小脳症状・体幹失調の有無が確認できない場合には慎重かつ柔軟な対応が必要です。迷う場合には、耳鼻科または専門科へご相談ください。

参考文献
城倉　健：外来で目をまわさない めまい診療シンプルアプローチ．医学書院，2013

● プライマリケア医から耳鼻咽喉科医への質問

顔面神経麻痺で一般医が行っておくべき初期対応について。観察のポイントと、その後の対応は？

最初のポイントは、麻痺の原因検索です。中枢性と末梢性、Bell麻痺とHunt症候群の鑑別が重要ですが、その他の疾患もフローチャートを参考に鑑別を行ってください。ここでは頻度が多いBell麻痺とHunt症候群について記載します。

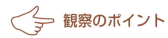 観察のポイント

帯状疱疹の有無、第Ⅷ脳神経症状（耳鳴、難聴、めまいなど）の有無がポイントです。特に口腔内の皮疹は見逃しやすいので、注意して観察します。また、臨床的にはBell麻痺と鑑別が困難なZSH（zoster sine herpete；無疱疹性帯状疱疹）もあるので、ウイルス抗体価の測定も考慮します。

次に重要なのが重症度の評価です。40点法（柳原法）[1]などで評価を行ってください。

初期対応としての薬物療法は、第5章を参照してください（130, 132ページ）。

 その後の耳鼻咽喉科での対応は？

薬物療法を継続しますが、無効な高度麻痺（発症1週以降2週以内の高度麻痺例で、40点法で8点以下）例では顔面神経減荷術を行う施設もあります[2]。また、予後を予測する目的で、誘発筋電図検査などを行います。

その他の治療法として、星状神経節ブロック[3]や高圧酸素療法[4]があり、いずれも「顔面神経麻痺診療の手引」ではグレードC1（行うよう考慮してもよいが、十分な根拠はない）となっています。

参考文献
1) 柳原尚明ほか：顔面神経麻痺程度の判定基準に関する研究．日耳鼻 1977；80：799-805
2) 竹田泰三：C 急性期の治療．Ⅱ．急性末梢性顔面神経麻痺に対する急性期の治療，顔面神経麻痺診療の手引（日本顔面神経研究会編），金原出版，2011，p.75-77
3) 増田 豊：C 急性期の治療．Ⅱ．急性末梢性顔面神経麻痺に対する急性期の治療，顔面神経麻痺診療の手引（日本顔面神経研究会編），金原出版，2011，p.81-82
4) 古田 康：C 急性期の治療．Ⅱ．急性末梢性顔面神経麻痺に対する急性期の治療，顔面神経麻痺診療の手引（日本顔面神経研究会編），金原出版，2011，p.88

● プライマリケア医から耳鼻咽喉科医への質問

Bell 麻痺をどのように治療されていますか？ ステロイドや抗ヘルペス薬は使っておられますか？

　　結論からお答えしますと、ステロイドも抗ウイルス薬も使用しています。以下、その理由について説明していきます。

 ## Bell 麻痺の自然経過

　Bell 麻痺では良好な自然治癒が認められ、71％が House-Brackmann の評価法で全く後遺症のない grade I まで、また 83％が満足な改善といえる grade II まで自然回復するとされています[1]。

　逆にいうと、不全治癒例が 17％もあるということです。治療法についてのエビデンスが確立されつつあること、改善しない場合の不利益が大きいことより、禁忌でない限り、ステロイド薬を使用しないという選択肢はないと思います。

 ## Bell 麻痺の標準的治療

　Bell 麻痺の治療法としてステロイド薬は有効性が確立されており（グレード A）[2]、投与量は重症度に応じて決定します[3]。抗ウイルス薬は、「顔面神経麻痺診療の手引」ではグレード C1（行うよう考慮してもよいが、十分な科学的根拠はない）[3] と推奨レベルが落ちますが、中等症以上の症例に使用しています。そのほかメチコバール®もエビデンスレベルは落ちますが、重篤な副作用がなく、長期間投与できることから使用することが多いです。

　糖尿病は Bell 麻痺の約 10～20％に合併するといわれており[4]、糖尿病を合併した際の自然治癒率は約 30％とされています。合併例であってもステロイドや抗ウイルス薬を用いた薬物療法を行うことにより、非合併例と同等の治癒率であるとする報告が多く、厳格な血糖コントロールを行いながら、ステロイドを使用することが望ましいと思われます[4]。

参考文献
1) 池田　稔：A 顔面神経麻痺診療の基礎知識．III. 急性末梢性顔面神経麻痺の疫学，顔面神経麻痺診療の手引（日本顔面神経研究会編），金原出版，2011, p.9
2) 羽藤直人：C 急性期の治療．II. 急性末梢性顔面神経麻痺に対する急性期の治療，顔面神経麻痺診療の手引（日本顔面神経研究会編），金原出版，2011, p.60-61
3) 村上信五：C 急性期の治療．II. 急性末梢性顔面神経麻痺に対する急性期の治療，顔面神経麻痺診療の手引（日本顔面神経研究会編），金原出版，2011, p.55-59/69-71
4) 羽藤直人：C 急性期の治療．II. 急性末梢性顔面神経麻痺に対する急性期の治療，顔面神経麻痺診療の手引（日本顔面神経研究会編），金原出版，2011, p.65-66

● プライマリケア医から耳鼻咽喉科医への質問

嚥下機能低下があるものの元気な方に対して、プライマリケアで食事のとろみ付け指導や言語聴覚士介入以外で、できる治療は何かありますか？

耳鼻咽喉科診療所に受診している75歳以上の高齢者の3分の1が嚥下内視鏡検査にて誤嚥を認めたとの報告もあり[1]、高齢者にとって嚥下機能の低下は自然の成り行きともいえます。

食事の温度、香辛料による刺激

摂食・嚥下障害のある高齢者の食事は、従来、とろみなどの物性の面に重きが置かれていました。最近では、食事の温度や、末梢神経の温度感受性受容体を刺激する香辛料などのアプローチで嚥下反射・咳反射の改善を認めたという報告があります（図1）[2,3]。

姿勢の指導、嚥下体操

ほかにも様々なケアが有用と考えられています（図2）。食事前の簡単な嚥下体操（藤島式嚥下体操メソッド）や、食事時の注意点（食べ難い食物は避ける、ながら食いは止めさせる、背もたれのある椅子に深く座る、頸部前屈して一口量を少なめに食べる、ムセたら十分に咳をして出す）の指導を行うことも重要です。

また、口腔内が不潔だと唾液誤嚥による肺炎を誘発する可能性があるので、歯磨き、義歯の洗浄、必要であれば歯科での口腔ケアを勧めます。

薬剤投与

嚥下機能低下に対する薬物療法としては、嚥下反射や咳反射を改善する目的で、ACE阻害薬やアマンタジン、シロスタゾールなどが用いられることがあります[4]。ACE阻害薬（タナトリル®）には迷走神経から分泌されるサブスタンスPの分泌抑制を介して、低下した嚥下反射・咳反射を引き上げる作用があります。アマンタジン（シンメトレル®）は基底核梗塞で機能が低下したドパミン作動神経を活性化する効果があります。シロスタゾール（プレタール®）は脳梗塞後の再発抑制の保険適用があり、また嚥下反射促進作用があります。

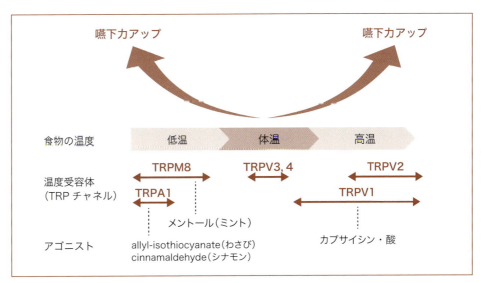

図1 嚥下力と食物温度の関係、それに対応するTRPチャネル (海老原覚：臨床神経[2]より引用)

体温付近（30〜40℃）において嚥下反射が遅延していても、30℃以下、60℃以上の受容では、嚥下反射は有意に改善する。

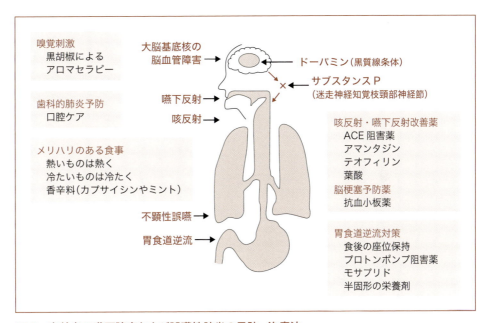

図2 高齢者の嚥下障害および誤嚥性肺炎の予防・治療法

(海老原孝枝ら：におい・かおり環境会誌[3]より引用)

参考文献
1) 西山耕一郎：嚥下障害の在宅医療の取り組み．ENTONI 2015；175：65-73
2) 海老原覚：末梢感覚受容体を介した嚥下障害治療と抗誤嚥薬の開発．臨床神経 2012；52：1195-1197
3) 海老原孝枝，海老原覚，荒井啓行：嗅覚刺激と高齢者摂食嚥下障害．におい・かおり環境会誌 2008；39：210-220
4) 山谷睦雄：嚥下性肺炎の予防法はありますか？ JOHNS 2012；28：1918-1920

●プライマリケア医から耳鼻咽喉科医への質問

誤嚥防止手術の予後を調査した論文はあるのか？

 現時点では詳細な評価はなされていない

近年、重症の嚥下障害患者に対し各種の誤嚥防止手術が行われていますが、その手術適応についてエビデンスに基づいた評価はなされていないのが現状です。

従来、死亡率や術後合併症発生率と相関する指標として、血清アルブミン値が用いられてきましたが[1,2]、内田らはO-PNI (Onodera-Prognostic Nutritional Index) などを用いて声門下喉頭閉鎖術の術前評価を報告しています[3]。

O-PNIは、血清アルブミン値と末梢血総リンパ球数から簡単に求めることができる予後栄養指数の1つで、外科領域において術後合併症リスクなどの指標として開発されたものです。

$$O\text{-}PNI = 10 \times Alb + 0.005 \times TLC$$

（Alb：血清アルブミン値、TLC：末梢血総リンパ球数）

報告ではO-PNI＝32をカットオフ値とした術前評価のアルゴリズムが示されています。今後このような評価方法を用いての報告が増えることが予想されます。

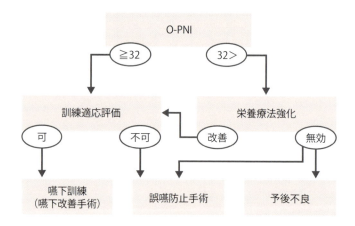

重症誤嚥患者におけるO-PNIを用いた術前評価のアルゴリズム（内田真哉ら[3]）

参考文献
1) 佐藤雅哉ほか：低アルブミン血症と患者予後について．厚生連医誌 2009;18:26-28
2) 北 英士ほか：血清アルブミン値と年齢との関連性の検討—急性期病院における調査から．静脈経腸栄養 2010;25:1227-1234
3) 内田真哉ほか：予後栄養指数を用いた誤嚥に対する声門下喉頭閉鎖術の術前評価．日耳鼻会報 2014;117:1457-1462

●プライマリケア医から耳鼻咽喉科医への質問

喉頭気管分離術と喉頭摘出術はどちらが一般的か？　またその理由は？

 喉頭気管分離術が一般的ですが…

　誤嚥防止手術は経口摂取を目的としたものではなく、気管と食道を切り離す（気管食道の分離）ことで誤嚥を防止することが目的です。喉頭気管分離術を含む喉頭温存手術と喉頭全摘出術の違いは、喉頭を残すか残さないかになります（図）。

　喉頭全摘出術は喉頭を摘出し、食塊の通路を咽頭食道腔の1つにするため、単純な構造で確実です。喉頭気管分離術などの喉頭を温存する術式は、残存喉頭（特に輪状咽頭筋）が食塊の通過を妨げる可能性などがあり、喉頭全摘出術と比べて確実性が劣ります。

　一方で喉頭全摘術は他の術式と比較して手術時間が長く、手術侵襲が大きく、咽頭粘膜の縫合線が大きくなるため術後の瘻孔形成の可能性が高い、という短所があります。喉頭を温存した場合、術後に発声を回復させることが理論的には可能です（実際に回復させることは困難な場合が多いのですが）[1, 2]。そのため、異常の無い喉頭を摘出することに患者や家族の心理的抵抗が大きく、喉頭気管分

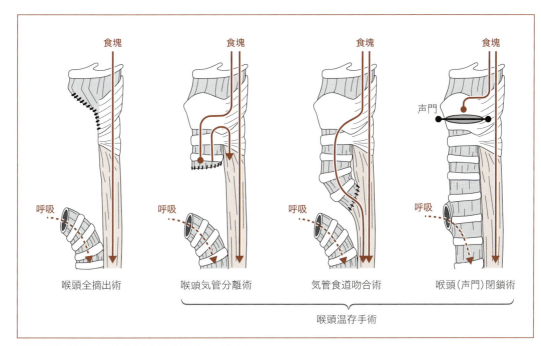

誤嚥防止手術　喉頭全摘出術以外は喉頭温存手術となる。

誤嚥防止手術の比較 （後藤理恵子：医療[1]より引用）

喉頭温存手術のほうが手術の難易度が高いが、侵襲が少なく、喉頭全摘出術はその逆となる。
術式の選択においては心理面も重要な要素となることが多い。

	喉頭温存手術	喉頭摘出術
手術侵襲	小さい	やや大きい
手術手技	不慣れ	慣れた手術
術後瘻孔	難渋することあり	対応しやすい
術後嚥下	残存喉頭が妨げになる可能性あり	食道入口部開大良好
可逆性	理論上は可能	不可能
心理面	喉頭を残すため小児例にはよいか	喉頭を取ることに抵抗あり

離術が選択されるのが一般的です（**表**）。

　ただ、どちらの術式にしても全身麻酔で手術が行われるので、最近では低侵襲かつ局所麻酔でも可能な喉頭閉鎖術が選択されることが多くなってきています。

　いずれの術式にしても発声機能は失われます。その点を本人および家族に十分説明しておくことが重要です。

参考文献
1) 後藤理恵子：誤嚥防止手術．医療 2007;61:122-127
2) 竹村孝史ほか：誤嚥性肺炎患者に対する誤嚥防止術後のQOL改善度．日耳鼻 2004;107:133-138

資料編

耳鼻咽喉科で使用される
略語

耳領域の略語 178
鼻領域の略語 179
口腔・唾液腺・頸部・咽喉頭領域の略語 180

●耳鼻咽喉科で使用される略語

耳領域		
A-B gap	air-bone gap	気導骨導差
ABR	auditory brainstem response	聴性脳幹反応
ALHL	acute low-tone sensorineural hearing loss	急性低音障害型感音性難聴
AOM	acute otitis media	急性中耳炎
AT/AN	acoustic tumor/acoustic neuroma	聴神経腫瘍
BOA	behavioral observation audiometry	行動反応聴力検査
BPPV	benign paroxysmal positional vertigo	良性発作性頭位めまい症
CI	cochlear implant	人工内耳埋込み術
COR	conditional orientation audiometry	条件詮索反応検査
CP	canal paresis	半規管麻痺
CRS	congenital rubella syndrome	先天性風疹症候群
CULLP	congenital unilateral lower lip palsy	先天性片側性下口唇麻痺
DEH	delayed endolymphatic hydrops	遅発性内リンパ水腫
DP	directional preponderance	眼振方向優位性
EMG	electromyography	筋電図検査
ENG	electronystagmograph	電気眼振計
ENoG	electroneuronography	誘発筋電図
ETT	eye tracking test	指標追跡検査
HA	hearing aid	補聴器
HSV	herpes simplex virus	単純ヘルペスウイルス
MD	Ménière's disease	メニエール病
MLF	medial longitudinal fasciculus	内側縦束
NET	nerve excitability test	神経興奮性検査
NVC	neurovascular compression	神経血管圧迫
OAE	otoacoustic emission	耳音響放射
OD	orthostatic dysregulation	起立性調節障害
OKAN	optokinetic after nystagmus	視運動性後眼振
OKN	optokinetic nystagmus	視運動性眼振
OME	otitis media with effusion	滲出性中耳炎

PPRF	paramedian pontine reticular formation	傍正中橋網様体
PTA	pure tone audiometry	標準純音聴力検査
SD	sudden deafness	突発性難聴
SOM	serous otitis media	滲出性中耳炎
SR	stapedial reflex	アブミ骨筋反射
TM	tympanic membrane	鼓膜
VBI	vertebrobasilar insufficiency	椎骨脳底動脈循環不全
VEMP	vestibular evoked myogenic potential	前庭誘発筋電位
VOR	vestibulo-ocular reflex	前庭眼反射
VS	visual suppression	固視抑制
VZV	varicella zoster virus	水痘・帯状疱疹ウイルス
ZSH	zoster sine herpete	無疱疹性帯状疱疹

鼻領域

AIA	aspirin-induced asthma	アスピリン喘息
AR	allergic rhinitis	アレルギー性鼻炎
CSF	cerebrospinal fluid leakage	髄液漏
ESS	endoscopic sinus surgery	内視鏡下副鼻腔手術
GPA	granulomatosis with polyangiitis	多発血管炎性肉芽腫症
HD	house dust	ハウスダスト
MM	malignant melanoma	悪性黒色腫
PND	postnasal drip	後鼻漏
POMC	postoperative maxillary cyst	術後性上顎嚢胞
RAST	radioallergosorbent test	放射性アレルゲン吸着試験
RIST	radioimmunosorbent test	放射性免疫吸着試験
SBS	sinobronchial syndrome	副鼻腔気管支症候群
TSS	toxic shock syndrome	毒素性ショック症候群

耳鼻咽喉科で使用される略語

口腔・唾液腺・頸部・咽喉頭領域

AIDS	acquired immune deficiency syndrome	後天性免疫不全症候群
CPAP	continuous positive airway pressure	持続式陽圧呼吸療法
HIV	human immunodeficiency virus	ヒト免疫不全ウイルス
HPV	human papillomavirus	ヒトパピローマウイルス
IDA	iron deficiency anemia	鉄欠乏性貧血
IM	infectious mononucleosis	伝染性単核球症
JNA	juvenile nasopharyngeal angiofibroma	若年性鼻咽腔血管線維腫
JV	jugular vein	頸静脈
LAUP	laser assisted uvulopalatoplasty	レーザーによる口蓋垂軟口蓋形成術
LMS	laryngomicrosurgery	喉頭顕微鏡下手術
LN	lymph node	リンパ節
ML	malignant lymphoma	悪性リンパ腫
MPT	maximum phonation time	最長発声持続時間
ND	neck dissection	頸部郭清
NPC	nasopharyngeal carcinoma	上咽頭癌
OSAS	obstructive sleep apnea syndrome	閉塞性睡眠時無呼吸症候群
PCC	postcricoid carcinoma	（輪状軟骨）後部型癌
PSC	pyriform sinus carcinoma	梨状陥凹癌
PWC	posterior wall carcinoma	後壁型癌
SAS	sleep apnea syndrome	睡眠時無呼吸症候群
SjS	Sjögren's syndrome	シェーグレン症候群
TMJ	temporomandibular joint	顎関節
UPPP	uvulo-palato-pharyngoplasty	口蓋垂軟口蓋咽頭形成術
VE	videoendoscopy	嚥下内視鏡検査
VF	video-fluoroscopic examination of swallowing	嚥下造影検査

資料編

耳鼻咽喉科で使用される
点耳薬・点鼻薬

点耳薬 ……………………………………………………………… 182
点鼻薬 ……………………………………………………………… 184

●耳鼻咽喉科で使用される点耳薬

　　点耳薬は、冷たいまま点耳するとめまいを起こす場合があるので、人肌程度に温めて使用する。また、側臥位で患側を上にして滴下し、そのままの姿勢で10分程耳浴を行う。
　　相互作用や禁忌などについては各添付文書を参照されたい。

Ⅰ. 抗菌薬（点耳用）

　　適応に中耳炎とあるが、小児急性中耳炎診療ガイドラインでは、鼓膜換気チューブ留置などで中耳内に点耳薬が十分投与・到達可能な症例に感受性を考慮して使用する（推奨度A）[1]としている。

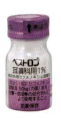
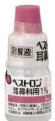

セフメノキシム塩酸塩
ベストロン®耳鼻科用1%

適応：外耳炎、中耳炎
用法・用量：添付の溶解液で1mL当たり10mg（力価）の濃度に溶解する。通常、1回6～10滴を点耳し、約10分間の耳浴を1日2回行う。

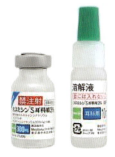

ホスホマイシンナトリウム
ホスミシン®S耳科用3%

適応：外耳炎、中耳炎
用法・用量：添付の溶解液で溶解し1mL当たりホスホマイシンナトリウムとして30mg（力価）の溶液とし、通常、10滴（約0.5mL）を1日2回点耳。点耳後約10分間の耳浴を行う。難治性あるいは遷延性の重症例では、1日4回まで点耳回数を増加する。

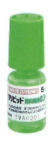

オフロキサシン
タリビッド®耳科用液0.3%

適応：外耳炎、中耳炎
用法・用量：1回6～10滴を1日2回点耳。点耳後は約10分間の耳浴を行う。小児に対しては適宜、滴数を減ずる。

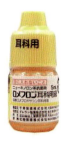

塩酸ロメフロキサシン
ロメフロン®耳科用液0.3%

適応：外耳炎、中耳炎

用法・用量：通常1回6～10滴点耳し、約10分間の耳浴を1日2回行う。

II. ステロイド薬（点耳用）

フラジオマイシン入りのリンデロン®Aは、フラジオマイシンの耳毒性が問題となり、点耳液としては使用不可となった。

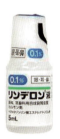

ベタメタゾンリン酸エステルナトリウム液
リンデロン®点眼・点鼻・点耳液0.1%

適応：外耳・中耳（耳管を含む）または上気道の炎症性・アレルギー性疾患（外耳炎、中耳炎、アレルギー性鼻炎等）、術後処置

用法・用量：通常、1日1～数回、適量を点耳、点鼻、耳浴、ネブライザーまたはタンポンにて使用するか、または患部に注入する。

III. 耳垢水

除去困難な乾性耳垢を軟らかくするために用いる。院内で作製する場合は、炭酸水素ナトリウム（重曹）5.0g、グリセリン25mLを滅菌精製水で溶解し全量100mLとする[2]。鼓膜穿孔のある患者には禁忌である。

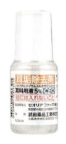

ジオクチルソジウムスルホサクシネート
ジオクチルソジウムスルホサクシネート耳科用液5%「CEO」®

効能・効果：耳垢の除去

用法・用量：綿棒等で外耳へ塗布して使用する。除去困難な場合は数滴点耳後5分～20分後に微温湯（37℃）にて洗浄を行う。高度の耳垢栓塞の場合は1日3回、1～2日連続点耳後、微温湯（37℃）洗浄を行う。

参考文献
1) 日本耳科学会, 日本小児耳鼻咽喉科学会, 日本耳鼻咽喉科感染症・エアロゾル学会 編：小児急性中耳炎診療ガイドライン2013年版. 金原出版, 2013
2) 古田厚子, 小林一女：特集 耳鼻咽喉科薬物療法2015, 点耳薬. JOHNS 2015；31(9)：1160-1161

◉耳鼻咽喉科で使用される点鼻薬

Ⅰ．ステロイド薬（点鼻用）

ステロイド点鼻薬はアレルギー性鼻炎の治療において中心的薬物であり、1日2回タイプと1日1回タイプに分類される。

(1) 1日2回タイプ

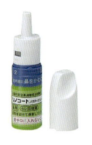

ベクロメタゾンプロピオン酸エステル
リノコート®パウダースプレー鼻用（25μg）

適応：アレルギー性鼻炎、血管運動性鼻炎
用法・用量：1日2回各鼻腔に1回1噴霧

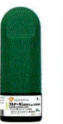
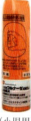
（小児用）

フルチカゾンプロピオン酸エステル
フルナーゼ®点鼻液（50μg・小児用25μg）

適応：アレルギー性鼻炎、血管運動性鼻炎
用法・用量：
　（成人）1日2回各鼻腔に1回1噴霧（50μg）、最大用量は8噴霧（400μg）
　（小児）1日2回各鼻腔に1回1噴霧（25μg）、最大用量は8噴霧（200μg）

(2) 1日1回タイプ

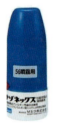

モメタゾンフランカルボン酸エステル水和物
ナゾネックス®点鼻液（50μg）

適応：アレルギー性鼻炎
用法・用量：（成人）1日1回各鼻腔に1回2噴霧
　　　　　　　（小児）12歳以上：1日1回各鼻腔に1回2噴霧
　　　　　　　　　　　12歳未満：1日1回各鼻腔に1回1噴霧

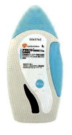

フルチカゾンフランカルボン酸エステル
アラミスト®点鼻液（27.5μg）

適応：アレルギー性鼻炎
用法・用量：（成人）1日1回各鼻腔に1回2噴霧
　　　　　　　（小児）1日1回各鼻腔に1回1噴霧

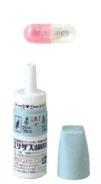

デキサメタゾンシペル酸エステル
エリザス®カプセル外用（400μg）
エリザス®点鼻粉末（200μg）

適応：アレルギー性鼻炎
用法・用量：
（カプセル外用）1回1カプセルを1日1回専用噴霧器を用いて鼻腔に噴霧
（点鼻粉末）　　1日1回各鼻腔に1回1噴霧

II. 抗ヒスタミン薬（点鼻用）

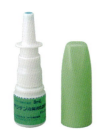

ケトチフェンフマル酸塩
ザジテン®点鼻液（0.05%）

適応：アレルギー性鼻炎
用法・用量：1日4回（朝、昼、夕および就寝前）各鼻腔に1回1噴霧

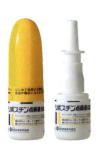

レボカバスチン塩酸塩
リボスチン®点鼻液（0.025mg）

適応：アレルギー性鼻炎
用法・用量：1日4回（朝、昼、夕および就寝前）各鼻腔に1回2噴霧

III. ケミカルメディエーター遊離抑制薬（点鼻用）

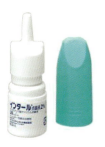

クロモグリク酸ナトリウム
インタール®点鼻液2%

適応：アレルギー性鼻炎
用法・用量：1日6回（起床時、日中約3時間ごとに4回、就寝前）各鼻腔に1回1噴霧

IV. 血管収縮剤（点鼻用）

　点鼻用の血管収縮薬は、ガイドライン[1]では通年性アレルギー性鼻炎、花粉症の重症に適応となる。ただし、連用すると点鼻薬性鼻炎の可能性があるため、治療開始時に1～2週間に限って使用することとなっている。

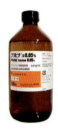

ナファゾリン硝酸塩
プリビナ®液0.05%

適応：上気道の諸疾患の充血・うっ血
用法・用量：1日数回各鼻腔に1回2～4滴点鼻

　相互作用や禁忌などについては各添付文書を参照されたい。

参考文献
1) 鼻アレルギー診療ガイドライン作成委員会：鼻アレルギー診療ガイドライン 2016年度版

索 引

[あ]

α溶血性連鎖球菌 86
アクロマイシン® 95
アシクロビル 132
アズノール® 95
アタラックス® P 118, 122, 166
アデノイド遺残 102
アデノイド増殖症 22
アデノウイルス 83
アデホスコーワ 118, 166
アフタ性口内炎 82, 94, 95
アブミ骨 11
アミロイドーシス 102
アモキシシリン 68
アモキシシリン・クラブラン酸 68
アラミスト® 61, 71, 78, 184
アリナミンテスト 76
アルカリ電池 74
アレルギー性鼻炎 58, 147
アレルゲン免疫療法 148
アンピシリン 68
亜鉛欠乏 79
亜急性壊死性リンパ節炎 163
悪性外耳道炎 140
悪性リンパ腫 163

[い]

イソジン® 95
イムノキャップラピッド® 60
インタール® 185
インフルエンザ菌 15, 66, 82, 86
インフルエンザ菌抗原検査 16
インペアード・パフォーマンス 61
異物 35, 74
咽後膿瘍 91
咽喉頭異常感症 161
咽喉頭腫瘍 102
咽頭カンジダ症 102
咽頭癌 102, 161
咽頭後間隙 91
咽頭側索 82

咽頭痛 85, 154
咽頭反射 134

[う]

ウイルス性上気道炎 82, 147
ウェーバー法 39

[え]

エオジノステイン® 67
エプリー法 117
エリザス® 185
嚥下機能改善手術 137
嚥下機能検査 136
嚥下障害 134, 172
嚥下体操 172
嚥下内視鏡検査 134
嚥下反射 172
延髄外側症候群 124

[お]

オーグメンチン® 83
オゼックス® 19
オフロキサシン 182
オラペネム® 19
嘔吐中枢 166
音響外傷 50
音響利得 45, 145
音響療法 142
音叉 39

[か]

かぜ症候群 147
カルボシステイン 140
カロナール® 19, 34
下咽頭異物 100
下咽頭癌 103
下極型扁桃周囲膿瘍 88
下鼻甲介 54
下鼻道 54
蝸牛神経 11
蝸牛窓 48
化膿性副鼻腔炎 69

花粉症	58
加齢性難聴	41, 144
開口制限	88
回転性めまい	111, 169
海綿静脈洞炎・血栓症	66
外耳道	10
外耳道異物	35
外側半規管型 BPPV	116
外リンパ瘻	48
拡大耳鏡	10
拡大内視鏡	102
顎下腺腫脹	105
顎下腺腫瘍	107
額帯鏡	10
川崎病	92
簡易聴力検査	39
感音難聴	39
漢方薬	167
眼窩骨膜下膿瘍	66
眼窩蜂窩織炎	66
眼振	113
顔面神経	11
顔面神経管	28
顔面神経減荷術	170
顔面神経鞘腫	126
顔面神経麻痺	107, 170

【き】

キシロカイン®	95
キーゼルバッハ部位	62
キヌタ骨	11
気管切開	137
気導	40
気導骨導差	39
気道確保	87
気密耳鏡	23
起立障害	123
義歯異物	100
嗅覚障害	76
嗅裂	54
急性喉頭蓋炎	85
急性中耳炎	15
急性低音障害型感音難聴	47
急性鼻副鼻腔炎	66
急性リンパ節炎	163
魚骨異物	98

頬部痛	72

【く】

くしゃみ・鼻汁型	148
クプラ結石型	117
クラバモックス®	19, 68, 83
クラビット®	20
クラリシッド®	23
クラリス®	68, 71, 140
クロモグリク酸ナトリウム	185

【け】

ケトチフェン	185
ケミカルメディエーター遊離抑制薬	59, 185
携帯用耳鏡	12
頸部リンパ節腫脹	82, 102, 163
結核性喉頭炎	102
血管収縮剤	186
血清特異的 IgE 抗体	60
血性鼻漏	69
血栓性静脈洞炎	28
嫌気性菌	92, 155
減衰現象	116
原発性線毛機能不全症	151

【こ】

コレステリン肉芽腫	140
呼吸困難	85
鼓室	11
鼓室硬化症	25
鼓室内石灰化	26
鼓膜弛緩部	13
鼓膜穿孔	25, 33
鼓膜穿刺	140
鼓膜チューブ留置術	14, 22
鼓膜肉芽	14
鼓膜膨隆	21
誤嚥	172
誤嚥防止手術	137, 174
語音弁別能	39
語音明瞭度検査	42
構音障害	123
後下象限	13
後下小脳動脈	110, 123
後上象限	13
後天性真珠腫	28

後半規管型 BPPV	116
後鼻孔鼻茸	151
後鼻漏	150
後迷路性難聴	39
降下性壊死性縦隔炎	88
口蓋垂偏倚	88
口蓋扁桃炎	82
口腔異物	96
口腔カンジダ	94
口腔内アフタ	94
口腔内常在菌	82
口内炎	94
抗凝固薬	33
抗菌点耳薬	182
抗ヒスタミン薬	61, 148, 185
抗 VZV 抗体価	129
抗プロスタグランジン D_2・トロンボキサン A_2 薬	59
抗ロイコトリエン薬	59
好酸球性中耳炎	140
好酸球性鼻茸	151
好酸球性副鼻腔炎	69, 71
光錐	13
高度難聴	46
喉頭異物	100
喉頭温存手術	175
喉頭蓋嚢胞	102
喉頭癌	102
喉頭気管分離術	175
喉頭高圧側面 X 線	92
喉頭全摘出術	175
喉頭摘出術	175
喉頭肉芽腫	102
喉頭乳頭腫	102
硬膜下膿瘍	29, 66
硬膜外膿瘍	28, 29, 66
骨導	40
骨部外耳道	10
混合難聴	39
昆虫	35

[さ]

ザイザル®	61, 78
ザジテン®	185
サワシリン®	38, 68, 83
細菌性扁桃炎	82
最高語音明瞭度	45

三半規管	11

[し]

シェーグレン症候群	79
ジオクチルソジウムスルホサクシネート	31, 183
刺激性眼振	120
試験的鼓室開放	48
篩骨洞	69
篩骨洞嚢胞	72
指示的カウンセリング	142
歯性上顎洞炎	66, 71, 73
持続性めまい	111
耳 X 線撮影	26
耳下腺腫脹	105
耳下腺腫瘍	107
耳介血腫	37
耳介聳立	16
耳介膿瘍	37
耳管	11
耳管機能不全	22
耳鏡	10
耳垢	141
耳垢鉗子	32
耳垢水	31, 183
耳垢腺	141
耳垢栓塞	31
耳小骨	11
耳性頭蓋内合併症	28
耳性めまい	110
耳石	116
耳洗浄	35
耳鳴	142
耳用鑷子	32
耳漏	16
自声強調	22
自発眼振	113
斜頸	91
充全型	148
術後性上顎嚢胞	73
術後性副鼻腔嚢胞	72
純音聴力検査	42
純回旋性眼振	113
象限	13
衝動性眼振	113
小脳性運動失調	123
小脳脳幹梗塞	110

項目	ページ
上咽頭癌	103, 140
上顎骨骨髄炎	66
上顎洞	69
上顎洞癌	69
上顎洞性後鼻孔鼻茸	152
上顎嚢胞	72
上小脳動脈	123
静脈性嗅覚検査	76
食道癌	102
深頸部感染症	91
深頸部膿瘍	88
真珠腫性中耳炎	28
滲出性中耳炎	22, 140

[す]

項目	ページ
スギ花粉	149
ステロイド点耳薬	183
ステロイド点鼻薬	184
スペキュラ	12
垂直性眼振	113
水痘・帯状疱疹ウイルス	131
水様性鼻漏	58
髄膜炎	28, 29, 66

[せ]

項目	ページ
セファドール®	118, 166
セフカペン	68
セフジトレン	68
セフトリアキソン	68
セフメノキシム	182
セロトニン 5-HT$_4$ 受容体	166
声帯結節	102
声帯白板症	102
声帯ポリープ	102
声門下喉頭閉鎖術	174
赤外線 CCD カメラ	113
咳反射	172
舌炎	94
舌下免疫療法	148
舌痛症	160
穿孔性中耳炎	25
先天性眼振	113
先天性真珠腫	28
前下象限	13
前下小脳動脈	123
前上象限	13

項目	ページ
前庭神経炎	121
前庭性めまい	110
前庭窓	48
前頭骨膜下膿瘍	66
前頭洞	69
前頭洞嚢胞	72
前鼻鏡検査	54

[そ]

項目	ページ
ソル・コーテフ®	87
騒音性難聴	50
総鼻道	56
造影 CT	88, 92
即時扁摘	156
測定障害	123
側頭骨 CT	27, 140

[た]

項目	ページ
ダニ	149
ダラシン® S	87
タリビッド®	20, 27, 30, 34, 182
多形滲出性紅斑	94
多形腺腫	108
多発性血管炎性肉芽腫	69
唾液腺腫瘍	107
体幹失調	110, 123
帯状疱疹	131, 170
第 1 頭位	55
第 2 頭位	55
第 2 世代抗ヒスタミン薬	59, 148
単純ヘルペスウイルス	129

[ち]

項目	ページ
中咽頭癌	103
中枢性めまい	110, 123, 169
中鼻甲介	54
中鼻道	54
注視眼振	113
蝶形骨洞嚢胞	72

[つ]

項目	ページ
ツチ骨	11
ツチ骨短突起	13
ツチ骨柄	13
通年性アレルギー性鼻炎	58

[て]

項目	ページ
ティンパノメトリー	24
デキサメタゾン	185
低カルニチン血症	19
鉄欠乏性貧血	79
点耳薬	182
点鼻薬	184
天疱瘡	94
伝音難聴	39
伝染性単核球症	83

[と]

項目	ページ
ドパミン D_2 受容体	166
トラネキサム酸	154
トラベルミン®	166
トランサミン®	83, 154
頭位眼振	113
頭位変換眼振	114
頭蓋底骨髄炎	140
頭蓋内合併症	66
突発性難聴	46

[な]

項目	ページ
ナウゼリン	166
ナゾネックス®	184
ナファゾリン	186
内頸動脈	90
内耳性難聴	39
内耳性めまい	110
内耳道	11
内耳瘻孔	48
内リンパ水腫	119
軟口蓋	82
軟骨部外耳道	10
難聴	39, 144

[に]

項目	ページ
ニューマチック・オトスコープ	23
乳頭腫	102
乳突蜂巣	27
乳様突起炎	16
認定補聴器技能者	45, 145

[の]

項目	ページ
膿栓	82
膿瘍穿刺	89
膿瘍扁桃摘出術	156
嚢胞	72
嚢胞性線維症	151

[は]

項目	ページ
ハチアズレ®	95
バラシクロビル	130, 132
バルトレックス®	130
バルーン止血法	64
肺炎球菌	15, 66, 82
肺炎球菌迅速検査キット	16, 19
白苔	82
鼻茸	56, 69, 151
半規管結石型	116
反射性咳嗽	35
反復拮抗運動	123
反復性扁桃炎	157
反復唾液嚥下テスト	136

[ひ]

項目	ページ
ビクシリン®	68
ヒスタミン H_1 受容体作動薬	165
ヒスタミン受容体	148
ヒステリー球	161
ビタミン B_{12} 欠乏	79
非好酸球性鼻茸	151
非穿孔性中耳炎	25
鼻鏡	54
鼻腔異物	74, 153
鼻腔タンポンガーゼ	64
鼻汁好酸球検査	60, 147
鼻汁塗抹検査	67
鼻出血	62
鼻中隔穿孔	56
鼻中隔弯曲	57
鼻内所見	56
鼻粘膜誘発反応	60
鼻閉型	148
鼻ポリープ	56, 151

[ふ]

項目	ページ
ファムシクロビル	132
フェロミア®	80
フラジオマイシン	146
ブラント・ダロフ法	118

プリビナ®	186	末梢性めまい	110, 123
プリンペラン®	122, 166	慢性中耳炎	25, 140
フルチカゾン	184	慢性副鼻腔炎	69
フルナーゼ®	184	慢性リンパ節炎	163
プレドニン®	130		
フレンツェル眼鏡	113	**[み]**	
プロマック®	80	ミニトラック®	101
浮動性めまい	111	味覚障害	79
複視	72, 123	耳かき外傷	33
副鼻腔真菌症	72		
含み声	85, 88	**[む]**	
振子様眼振	113	ムコダイン®	23, 71, 83, 140
		ムンプス	105
[へ]		無疱疹性帯状疱疹	129, 131
β溶連菌	82, 89		
βラクタマーゼ非産生インフルエンザ菌	15	**[め]**	
ベクロメタゾン	184	メイアクトMS®	19, 38, 68, 83
ベストロン®	182	メイロン®	118, 122, 166
ベタメタゾン	183	メシル酸ベタヒスチン	165
ベーチェット病	94	メチコバール®	78, 80
ペット抗原	149	メニエール病	119
ペニシリン耐性肺炎球菌	15	メリスロン®	165
ペンレス®テープ	38		
扁桃炎	82, 157	**[も]**	
扁桃周囲膿瘍	88, 155	モメタゾン	184
扁桃周囲膿瘍切開術	155	モラクセラ・カタラーリス	15, 66, 157
[ほ]		**[や]**	
ホスホマイシン	182	柳原法	126
ホスミシン®S	182		
ボスミン・キシロカインガーゼ	64	**[ゆ]**	
ボタン型電池	35, 74	ユナシン®S	84, 87, 89
ポリープ様声帯	102	癒着性中耳炎	25
歩行障害	123	誘発筋電図検査	170
補聴器	43, 144	指鼻試験	123
方向固定性眼振	114		
方向交代性下向性眼振	114	**[よ]**	
方向交代性上向性眼振	114	溶連菌感染後糸球体腎炎	158
発作性めまい	111	溶連菌性扁桃炎	157
		40点法	126
[ま]			
マイグレーション	141	**[ら]**	
マクロビュー™	10, 54	ライノウイルス	66
マクロライド	22, 71, 140	ラクテック®	118, 122
マジックキス	153	ラピラン肺炎球菌HS®	16
麻痺性眼振	120		

[り]

リノコート®	184
リボスチン®	185
リンデロン®	78, 183
リンデロン® A	146
リンデロン® VG 軟膏	38
リンネ法	40
リンパ腫	163
リンパ節炎	163
リンパ濾胞	102
流涎	85
良性発作性頭位めまい症	116, 169
輪状甲状間膜切開	86, 101

[る]

ルミビュー™	10
類天疱瘡	94

[れ]

レボカバスチン	185
レンパート法	117
連鎖球菌	82

[ろ]

ロキソニン®	83
ロセフィン®	68, 84, 87
ロメフロキサシン	183
ロメフロン®	183

[わ]

ワイドシリン®	19, 83
ワレンベルグ症候群	124

[欧文]

A 群 β 溶連菌	82, 89
AICA 症候群	123
AMPC	19
ANCA 関連血管炎性中耳炎	140
Barré 徴候	123
Bell 麻痺	129, 171
BLNAR	15
BPPV	116, 169
CAM 少量長期投与療法	22
CDTR-PI	19
CEO®	31, 183
Chiari 点	89
CTZ：chemoreceptor trigger zone	166
CVA/AMPC	19
DHI：dizziness handicap inventory	112
Dix-Hallpike 法	114
ELISA 法	16
fluttering	104
Forestier 病	102
gag reflex	134
GERD	150
H_1 受容体	61
H_2 ブロッカー	148
HIV	159
House-Brackmann 法	126
HSV-1	129
Hunter 舌炎	79
Hunt 症候群	131
IgE 抗体検査	60, 147
Kallmann 症候群	77
Kartagener 症候群	151
Kiesselbach 部位	62
L-ケフレックス®	20, 34
Little 部位	62
Mother's kiss	153
NBI：narrow band imaging	102
ostiomeatal complex	69
Plummer-Vinson 症候群	103
Pott's puffy tumor	66
PRSP	15
RAST	147
Rinne 法	40
RIST	147
Schüller 法	27
Sonnenkalb 法	27
Stenger 法	114
Stevens-Johnson 症候群	94
TBPM-PI	19
TFLX	19
Thompson 点	89
thumb sign	86
TRT：tinnitus retraining therapy	142
visual suppression test	124
VZV：varicella zoster virus	131
Waters 法	74
Weber 法	39
ZSH：zoster sine herpete	129, 131

プライマリケアで一生使える 耳鼻咽喉科診療

定価（本体 4,500 円+税）

2017 年 3 月 25 日　第 1 版

著　者	高橋優二・梅木　寛・宮﨑浩充・宗　謙次・桂　資泰
発行者	梅澤俊彦
発行所	日本医事新報社　www.jmedj.co.jp 〒101-8718　東京都千代田区神田駿河台 2-9 電話 03-3292-1555（販売）・1557（編集） 振替口座 00100-3-25171
DTP	アトリエマーブル（深谷稔子）
装　丁	Malpu Design（清水良洋）
印　刷	ラン印刷社

© 2017 Yuji Takahashi, Printed in Japan
ISBN978-4-7849-4595-5

JCOPY　＜(社)出版者著作権管理機構　委託出版物＞

本書の無断複写は著作権法上での例外を除き禁じられています。複写される場合は、そのつど事前に(社)出版者著作権管理機構（電話 03-3513-6969・FAX 03-3513-6979・e-mail：info@jcopy.or.jp）の許諾を得てください。